TRAITÉ

THÉORIQUE ET PRATIQUE

DES

MALADIES DE LA PEAU.

IMPRIMERIE DE GUEFFIER,
RUE GUÉNÉGAUD, N°. 31.

TRAITÉ
THÉORIQUE ET PRATIQUE
DES
MALADIES DE LA PEAU,

FONDÉ

SUR DE NOUVELLES RECHERCHES D'ANATOMIE ET DE PHYSIOLOGIE PATHOLOGIQUES.

PAR P. RAYER,

Médecin titulaire des Dispensaires de la Société philanthropique, Médecin du Bureau Central des Hôpitaux, Membre-Adjoint de l'Académie Royale de Médecine, Membre de la Société Médicale d'Émulation de Paris, de la Société Médicale de Londres, des Sociétés de Médecine de Caen, de Lyon, etc.

Planches.

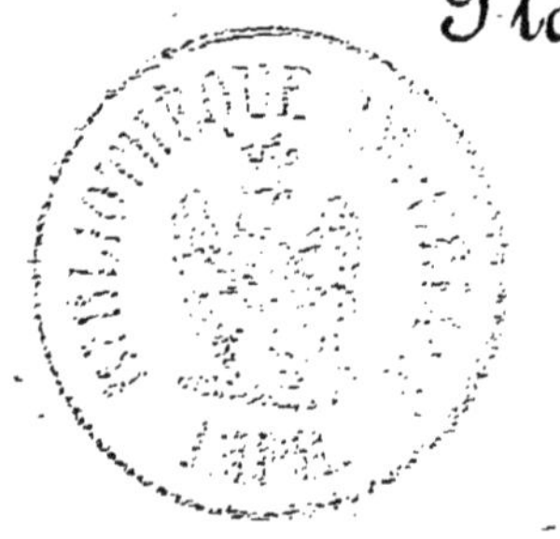

A PARIS,

CHEZ J.-B. BAILLIÈRE, LIBRAIRE-ÉDITEUR,
RUE DE L'ÉCOLE DE MÉDECINE, N°. 11 — 13.

A LONDRES, MÊME MAISON,
3 Bedford street, Bedford square.

A BRUXELLES, au Dépôt de Librairie Médicale française,
marché aux Poulets, n° 1213.

1826.

PLANCHES.

PLANCHE Ire.

INFLAMMATIONS EXANTHÉMATEUSES.

Les inflammations exanthémateuses sont caractérisées, à leur début et dans leur plus haut degré de développement, par l'accumulation morbide du sang dans un point, une région, ou toute la surface de la peau. Ces inflammations se terminent par résolution, par délitescence, et par desquamation.

Ce groupe comprend la rougeole, la roséole, la scarlatine, l'urticaire, l'érythème et l'érysipèle.

Rougeole. . *Fig.* 1. *a*, *a*, *a*, petits *croissans*, sous la forme desquels se dessinent la plupart des taches de la rougeole.
b, *b*, *b*, taches rouges circulaires, parsemées à leur circonférence de plus petites taches, *c*, *c*, *c*, qui sont aussi d'un rouge plus foncé.
d, *d*, petits points rouges, régulièrement situés dans les angles formés par les rides de l'épiderme.

Roséole. . . *Fig.* 2. *a*, *b*, *c*, *d*, taches de dimensions, de teintes et de formes variées, observées dans la roséole.

Scarlatine. *Fig.* 3. Teinte de la scarlatine.

Urticaire. . *Fig.* 4. *a*, *a*, *a*, taches blanches de l'urticaire. Elles ont quelquefois des dimensions beaucoup plus considérables et une forme circulaire moins régulière. La peau qui les entoure est rouge et enflammée. *b*, *b*, *b*, taches blanches de l'urticaire, sans auréoles.

Érythème. . *Fig.* 5. *a*, *b*, *c*, taches érythémateuses. Elles ont quelquefois des dimensions beaucoup plus considérables.

Érysipèle. . *Fig.* 6. *a*, teinte rouge foncée de l'érysipèle.
b, *b*, *b*, *b*, bulles accidentelles, dont le développement, fréquent dans l'érysipèle, établit une transition naturelle entre les inflammations exanthémateuses et les inflammations bulleuses.

Inflammations Exanthémateuses. Pl. I.

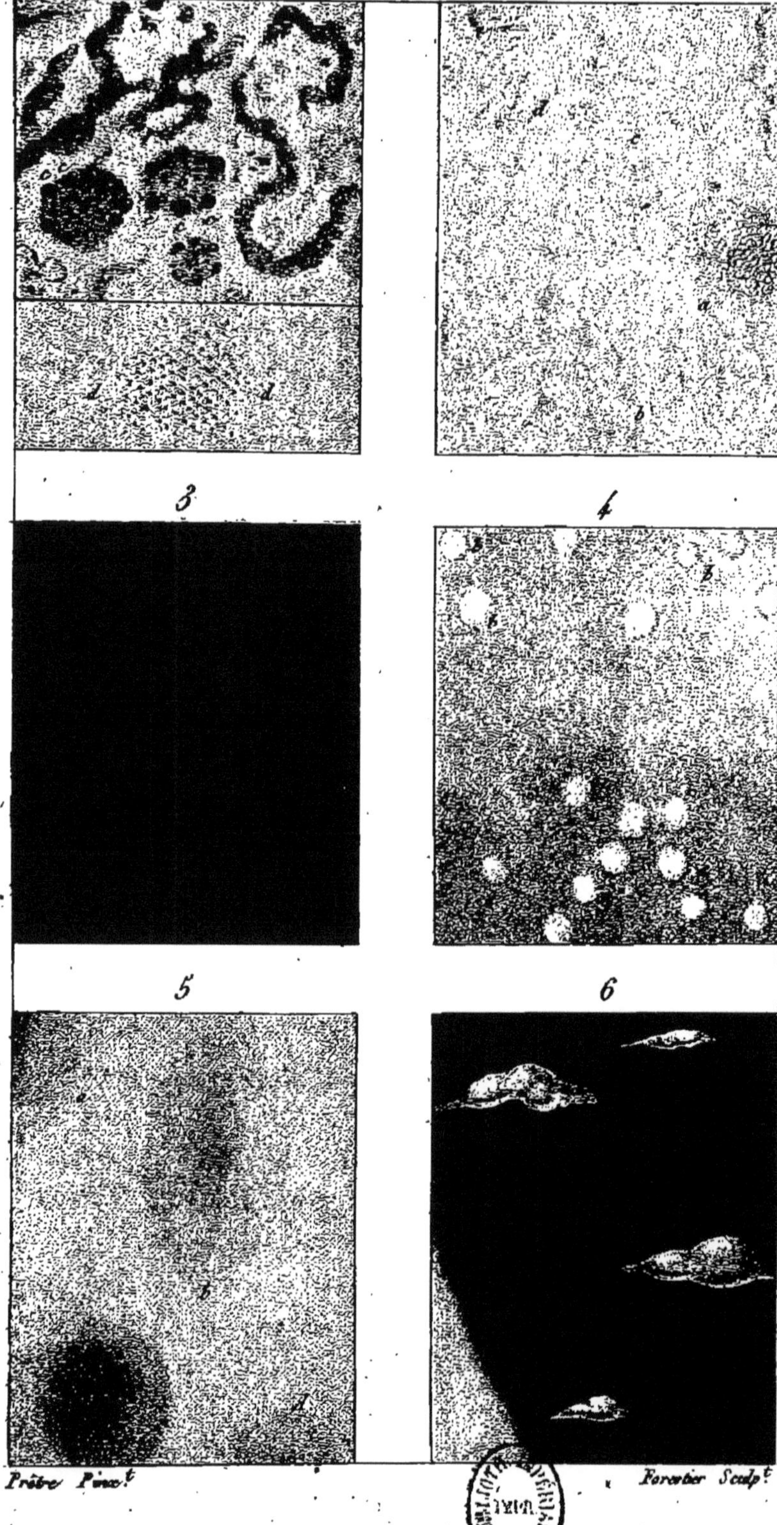

PLANCHE II.

INFLAMMATIONS BULLEUSES.

LES INFLAMMATIONS BULLEUSES sont caractérisées, à leur début ou dans leur état, par des *bulles*, c'est-à-dire par de petites tumeurs aqueuses, transparentes, formées par une humeur séreuse ou séro-purulente, épanchée entre l'épiderme et le corps réticulaire enflammé.

Les inflammations bulleuses sont au nombre de cinq : les ampoules, les vésicatoires, le pemphigus, le rupia et le zona. On a cru devoir se borner à figurer les trois dernières.

PEMPHIGUS. *Fig.* 1. *a*, *a*, *a*, bulles transparentes et proéminentes du pemphigus. *b*, *b*, bulles d'une moindre dimension. *c*, *c*, bulles confluentes. *d*, tache qui précède le développement des petites bulles. *e*, *e*, croûtes consécutives à de larges bulles.

RUPIA. . . *Fig.* 2. *a*, *a*, *a*, bulles aplaties du rupia *simplex*. *b*, *b*, *b*, croûtes provenant de la dessiccation des bulles.

Fig. 3. *a*, bulle semblable aux précédentes. *b*, croûte plus proéminente que celle de la fig. 2. (Rupia *proeminens*, Willan.)

ZONA. . . *Fig.* 4. *a*, *a*, vésicules transparentes. *b*, *b*, *b*, bulles transparentes. *a*, *a*, vésicules purulentes. *b*, *b*, bulles purulentes. *c*, *c*, *c*, croûtes produites par la dessiccation des bulles et des vésicules.

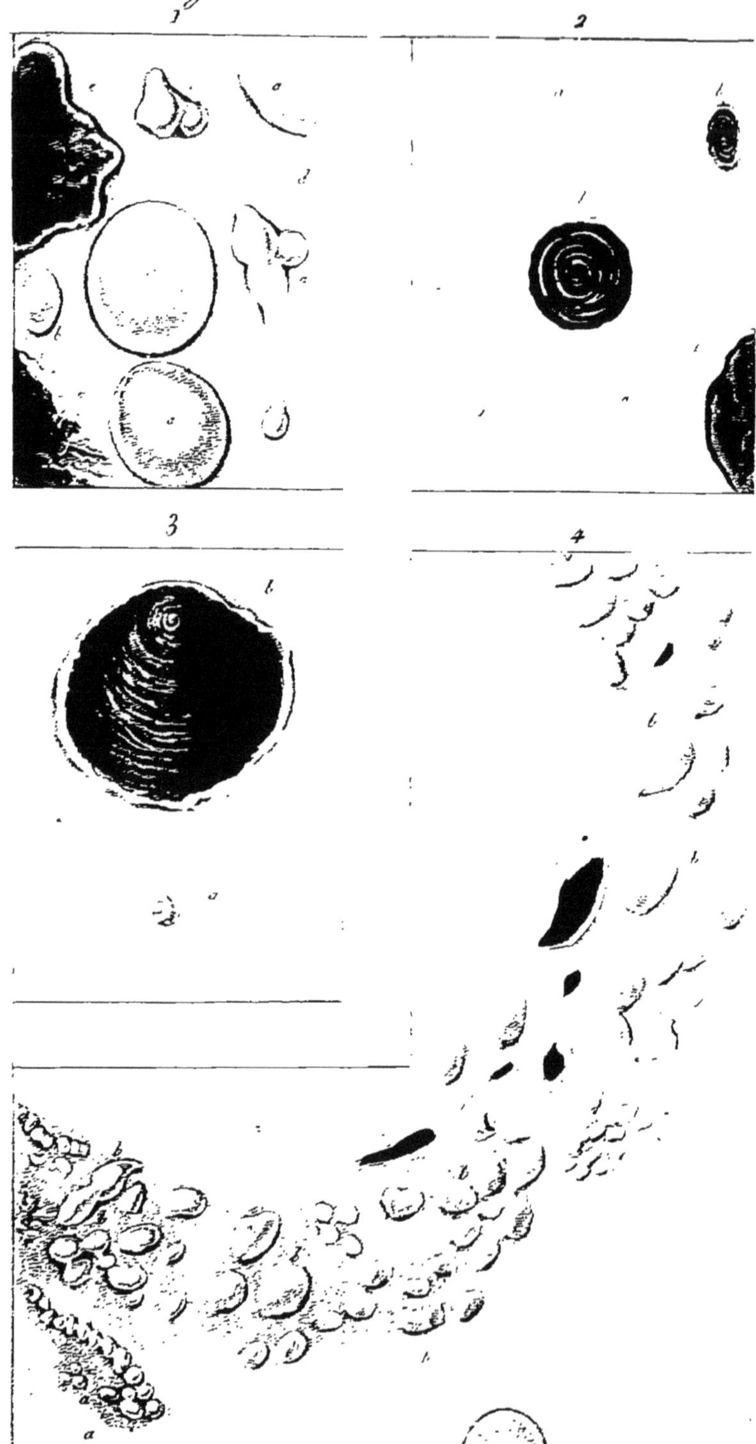

Prêtre Pinx.t Forestier Sculp.t

de l'Imprimerie de Langlois

PLANCHE III.

INFLAMMATIONS VÉSICULEUSES.

Les inflammations vésiculeuses sont caractérisées par des *vésicules*, c'est-à-dire par de petites élevures séreuses et transparentes, ne différant des bulles que par un moindre volume, et formées par une gouttelette de sérosité épanchée entre le derme et le corps réticulaire enflammé.

Les inflammations vésiculeuses sont au nombre de quatre : l'herpès, la gale, l'eczéma et la suette-miliaire.

Herpès. . . . . *Fig.* 1. Vésicules de l'herpès phlycténoïde, de différentes dimensions, et disposées en groupe.

Fig. 2. Groupe de vésicules disposées en anneau. (Herpès *circinnatus*, Willan.)

Fig. 3. *a*, groupe de vésicules de l'herpès *præputialis*. *b*, ulcération superficielle qui succède à la rupture de ces vésicules.

Fig. 4. *a*, *a*, *a*, larges vésicules entourées d'une auréole propre à l'herpès *iris*. *b*, *b*, *b*, petites vésicules qui les accompagnent ordinairement.

Gale. . . . . . *Fig.* 5. *a*, *a*, *a*, vésicules coniques de la gale. *b*, *b*, les mêmes, grossies et vues de profil à la loupe. *c*, *c*, *c*, vésicules accidentelles qui accompagnent quelquefois les vésicules de la gale, mais non caractéristiques.

Eczéma. . . . . *Fig.* 6. Petites vésicules globuleuses de l'eczéma.

Fig. 7. *a*, état de la peau après la rupture récente des vésicules confluentes de l'eczéma *rubrum*. *b*, peau saine.

Fig. 9. *a*, état de la peau dans l'état aigu de l'eczéma ulcéré.

Fig. 8. Altération squameuse de la peau, survenue à la suite d'un eczéma chronique du cuir chevelu.

Suette-miliaire. *Fig.* 10. Vésicules arrondies de la suette-miliaire.

Inflammations Vésiculeuses. Pl. III.

1 2 3 4 5 6 7 8 9 10

Prêtre inv.t Forestier Sculp.t

de l'Imprimerie de Langlois

PLANCHE IV.

INFLAMMATIONS PUSTULEUSES.

Les inflammations pustuleuses sont caractérisées par des *pustules*, c'est-à-dire par des élevures d'une demi-ligne à trois lignes de diamètre, circonscrites, souvent entourées d'une auréole, et formées par du *pus* ou une humeur non séreuse, déposés entre l'épiderme et le corps réticulaire enflammé. Les pustules se terminent par la dessiccation de l'humeur qu'elles contiennent, sous forme de *croûtes*, par ulcération, ou par induration tuberculeuse.

Les inflammations pustuleuses sont au nombre de dix : la varicelle, la variole, la vaccine, la vaccinelle, l'ecthyma, la couperose, la mentagre et les teignes.

(Première Série.)

Varicelle. . . *Fig.* 1. *a, a, a,* vésicules de la varicelle *vésiculeuse*. *b, b, b*, croûtes qui leur succèdent.

Fig. 2. *a, a, a*, petites pustules observées dans la varicelle.

Fig. 3. Varicelle pustuleuse ; *a, a, a*, larges pustules ombiliquées semblables à celles de la variole, mais plus rapides dans leur développement. *b, b, b*, petites pustules fermes et résistantes.

Variole. . . . *Fig.* 4. Variole discrète ; *a, a, a*, pustules ombiliquées distinctes. *b, b, b*, pustules confluentes.

Fig. 5. Variole confluente offrant de petites pustules ombiliquées bien distinctes.

Fig. 6. Cicatrices superficielles d'une variole semi-confluente développée sur un enfant.

Fig. 8. Variole modifiée par l'inoculation simultanée des fluides variolique et vaccin : *a, a, a*, pustules varioliques modifiées, et dont la ressemblance avec celles de la varicelle pustuleuse (*fig.* 5) est frappante.

Vaccine. . . . *Fig.* 7. *a, b, c, d, e, f,* indiquent les différens états de la pustule vaccinale, depuis le quatrième jusqu'au neuvième jour de l'insertion du vaccin. *g*, pustule au neuvième jour, vue de profil. *h*, cicatrice fovéolée ou empreinte vaccinale.

Vaccinelle. . *Fig.* 8 *b*. C'est la vaccine modifiée par l'inoculation simultanée de la vaccine et de la variole, ou par l'inoculation antérieure de cette dernière maladie.

Cow-pox. . . *Fig.* 10. Pustules du cow-pox développées sur le pis de la vache.

Pustules accidentelles, ou *fausse vaccine* de quelques auteurs (*fig.* 9). *a, a.*

Inflammations Pustuleuses. Pl. II.

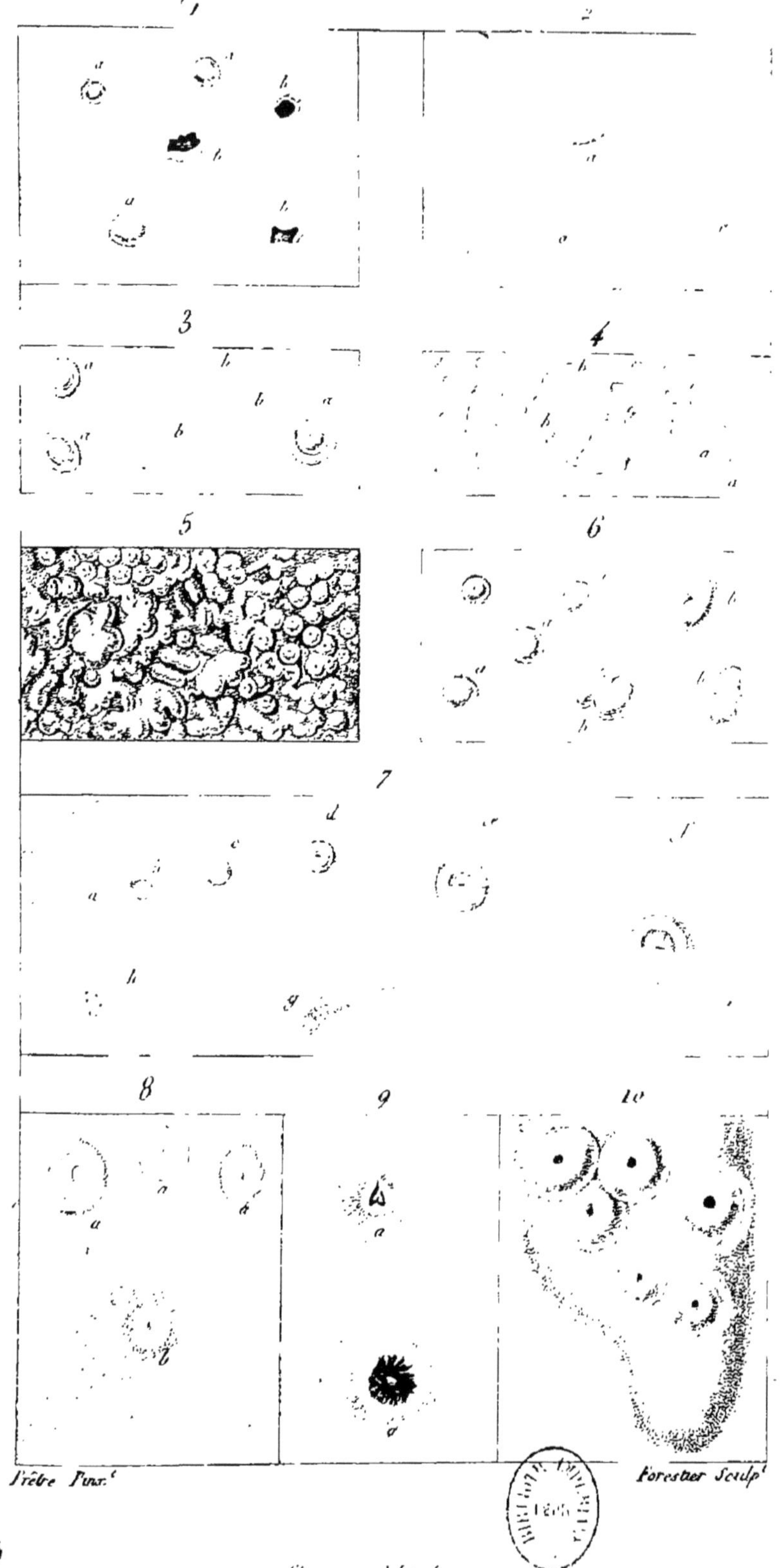

PLANCHE V.

INFLAMMATIONS PUSTULEUSES.

(DEUXIÈME SÉRIE.)

ECTHYMA. . . . . *Fig.* 1. *a, a, a,* larges pustules enflammées de l'ecthyma. *b, b, b,* croûtes adhérentes qui succèdent aux pustules.

COUPEROSE. . . . *Fig.* 2. *a, a, a,* pustules acuminées de la couperose. *b, b, b,* tubercules enflammés consécutifs aux pustules, situés sur les ailes du nez.

MENTAGRE. . . . *Fig.* 3. *a, a, a,* pustules de la mentagre, semblables à celles de la couperose. *b, b, b,* tubercules par lesquels se terminent quelquefois les pustules.

IMPÉTIGO. . . . . *Fig.* 4. *a, a, a,* petites pustules globuleuses de l'impétigo, disposées en groupes (*impetigo figurata*). *b, b, b,* croûtes épaisses, de formes et de dimensions variées, produites par la dessiccation de l'humeur des pustules déposée à la surface de la peau.

Fig. 5. *a, a, a,* autre disposition des pustules de l'impétigo, qui sont éparses sur la peau enflammée (*impetigo sparsa*).

TEIGNE ANNULAIRE. *Fig.* 6. *a, a, a,* petites pustules disposées en groupes, et la plupart traversées par des poils. *b, b, b,* croûtes plus ou moins anciennes, consécutives aux pustules.

TEIGNE MUQUEUSE. *Fig.* 7. *a, a, a,* petites pustules fluentes caractéristiques. *b, b, b,* croûtes d'aspects variés qui leur succèdent.

TEIGNE FAVEUSE. . *Fig.* 8. *a, a, a,* petites pustules non fluentes caractéristiques. *b, b, b,* croûtes, d'un jaune pâle, disposées en godet, et caractéristiques.

Inflammations Pustuleuses. Pl. V.

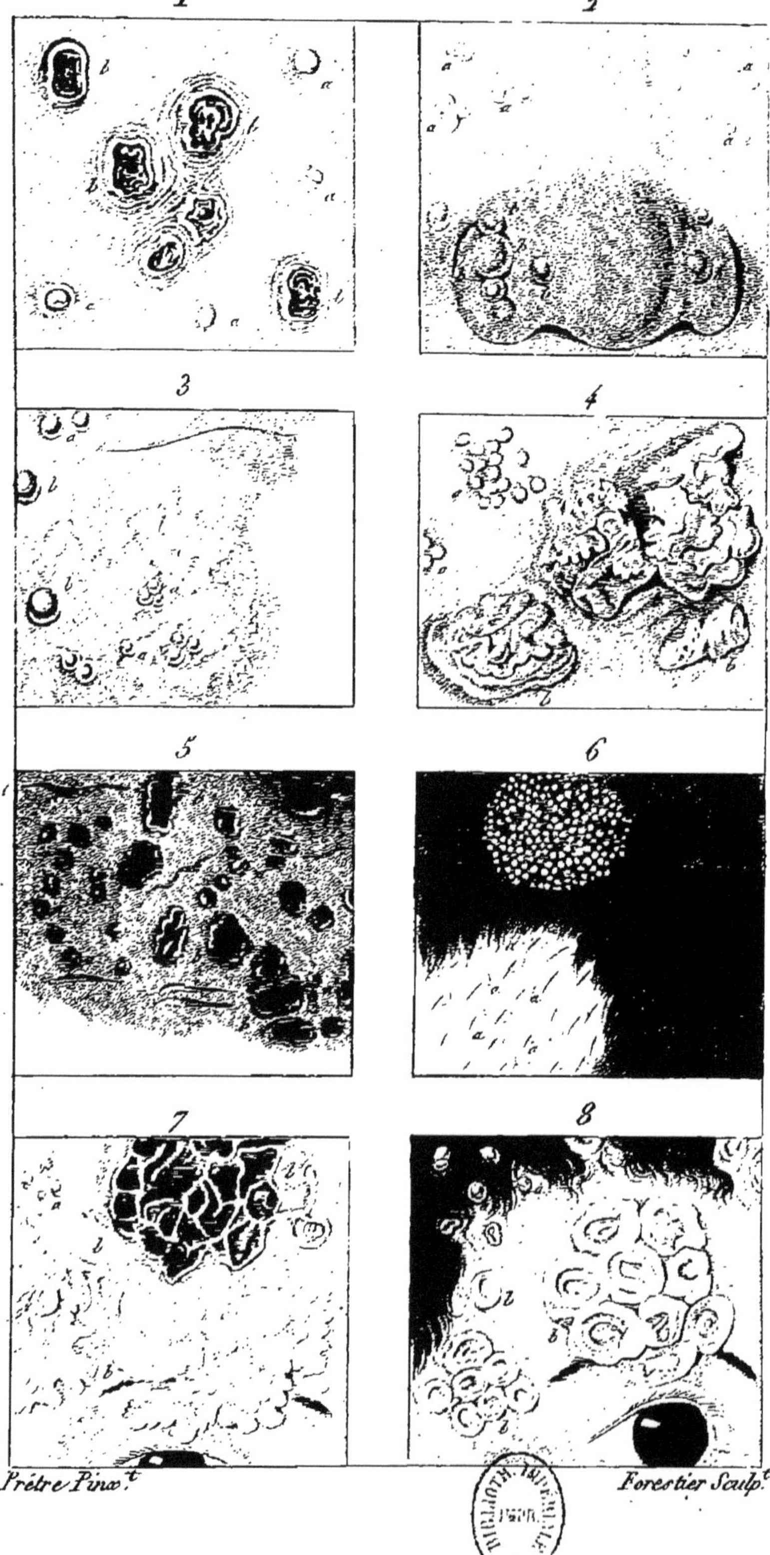

Prêtre Pinx.t

Forestier Sculp.t

de l'Imprimerie de Langlois

PLANCHE VI.

INFLAMMATIONS PAPULEUSES.

Les inflammations papuleuses sont caractérisées par des *papules*, c'est-à-dire par de petites élevures, solides et résistantes, accompagnées de démangeaisons plus ou moins vives. Les papules se terminent ordinairement par résolution ou par desquamation furfuracée, et accidentellement par de petites ulcérations.

Les inflammations papuleuses sont au nombre de trois : le strophulus, le lichen et le prurigo.

Strophulus. *Fig.* 1. Papules du strophulus *intertinctus.*

Fig. 2. Papules du strophulus *albidus.*

Fig. 3. Papules du strophulus *confertus.*

Fig. 4. Papules du strophulus *candidus.*

Lichen. . . . *Fig.* 5. *a, a,* papules du lichen *simplex. b, b,* petites squames furfuracées, qui succèdent aux papules du lichen *simplex.*

Fig. 6. *a, a,* autres papules du lichen. *b, b, b,* papules du lichen enflammées et ulcérées. (Lichen *agrius.*)

Fig. 7. Papules du lichen *pilaris.*

Fig. 8. Papules du lichen, disposées en groupes (Lichen *circumscriptus.*) *a,* papules peu enflammées. *b,* papules dans lesquelles l'inflammation est plus prononcée.

Prurigo. . . *Fig.* 9. Prurigo *formicans*, chez un enfant. *a, a, a,* papules intactes. *b, b, b,* petites croûtes qui succèdent à la destruction des papules.

Fig. 10. Prurigo *mitis*, chez un enfant. *a, a, a,* papules intactes. *b, b, b,* croûtes qui succèdent à leur abrasion.

Fig. 11. Prurigo *senilis. a, a, a,* papules plus volumineuses que les précédentes. *b, b, b,* croûtes qui succèdent à leur abrasion.

Inflammations Papuleuses. Pl. VI

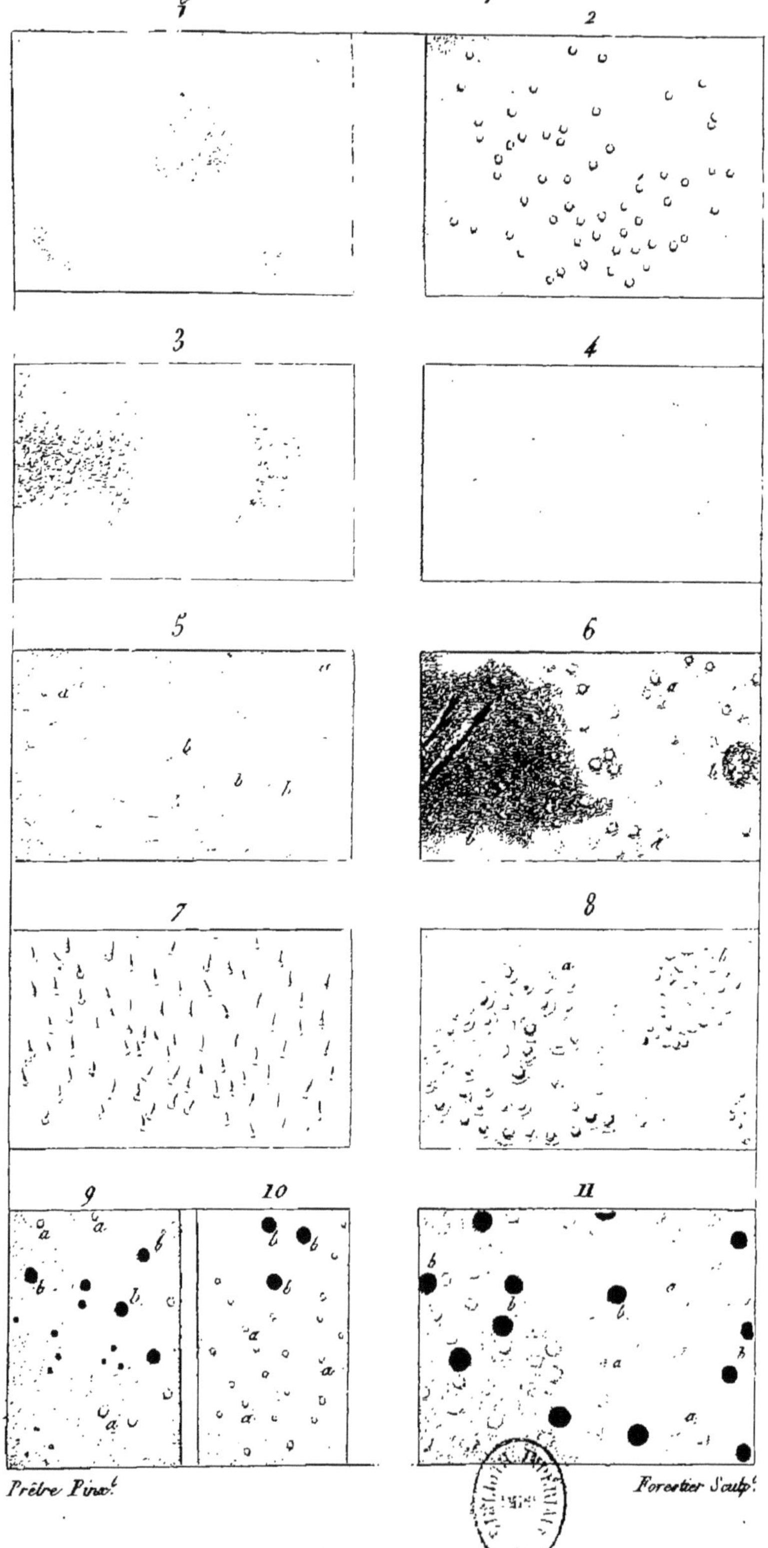

Prêtre Pinx.t Forestier Sculp.t

de l'Imprimerie de Langlois

PLANCHE VII.

INFLAMMATIONS TUBERCULEUSES.

Les inflammations tuberculeuses sont caractérisées par des *tubercules*, c'est-à-dire par de petites tumeurs solides, circonscrites, indurées, persistantes, plus volumineuses que les papules, et qui se terminent presque toujours par suppuration et par des ulcérations plus ou moins considérables.

Ce groupe comprend : le lupus, le cancer et l'éléphantiasis des Grecs.

Lupus. . . . . . *Fig.* 1. *a*, Tubercule volumineux du lupus des ailes du nez. *b*, *c*, croûtes qui succèdent aux ulcérations des tubercules et aux pustules psydraciées qui se développent quelquefois accidentellement sur la peau enflammée.

(*Dartre rongeante.*)

Cancer. . . . . *Fig.* 2. *a*, tubercule cancéreux des lèvres.

Éléphantiasis des Grecs. *Fig.* 3. Portion de la face couverte de tubercules ; la peau offre une teinte bronzée. *a*, *a*, *a*, tubercules de diverses dimensions.

Fig. 4. Disposition de la voûte palatine chez le même individu. *a*, *a*, *a*, tubercules situés sur la ligne médiane. *b*, tubercules développés sur la luette, dont la forme est altérée.

Fig. 5. Disposition des tubercules sur l'avant-bras et la main. On n'a représenté que l'espace compris entre le premier et le deuxième os du métacarpe, et la partie de l'avant-bras correspondant à l'extrémité inférieure du radius. *a*, *a*, *a*, tubercules de dimensions variées, mais en général moins volumineux que ceux de la face. *b*, *b*, *b*, petites croûtes très-adhérentes, dont les tubercules se couvrent après s'être ulcérés.

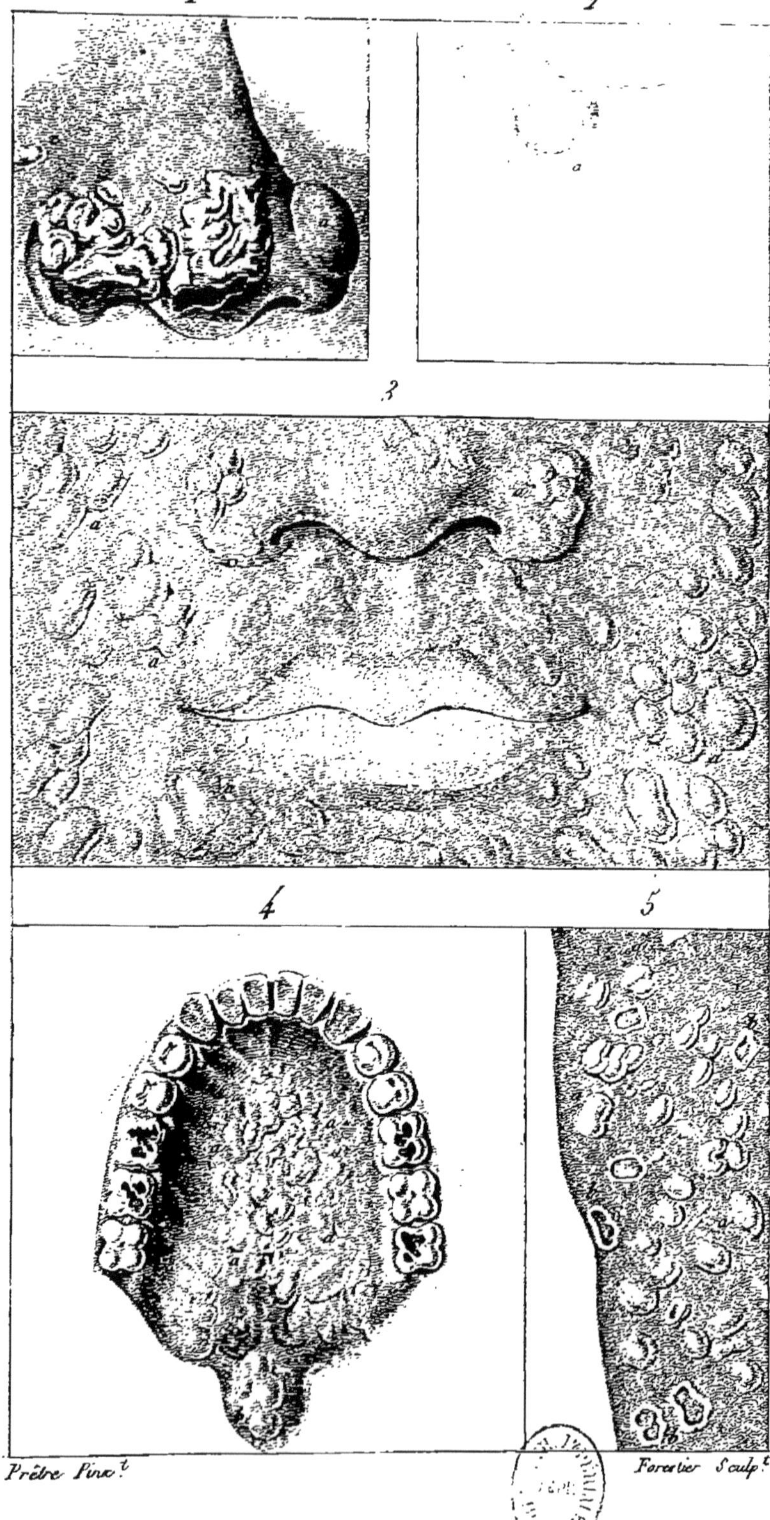

Prêtre Pinx.t Forestier Sculp.t

PLANCHE VIII.

INFLAMMATIONS SQUAMEUSES.

Les inflammations squameuses ont pour caractère de présenter dans leur état des *squames* de dimensions et de formes variées, c'est-à-dire des lames ou lamelles d'épiderme altéré, produites par le corps réticulaire enflammé, et qui se détachent continuellement de la surface de la peau.

Les inflammations squameuses sont au nombre de trois : la lèpre, le psoriasis et le pityriasis.

Lèpre. . . . *Fig.* 1. *a*, élevure papuleuse par laquelle débute la lèpre vulgaire. *b*, la même élevure devenue plus volumineuse et enflammée. *c*, *c*, petites plaques squameuses circulaires. *d*, *d*, larges plaques squameuses circulaires, dont *d'* plus enflammée au centre. *c*, large plaque formée par plusieurs autres petites plaques confluentes.

Fig. 2. *a*, *a*, *a*, élevures papuleuses de la lèpre alphoïde. *b*, *b*, *b*, plaques squameuses qui leur succèdent.

Psoriasis. . *Fig.* 3. *a*, *a*, *a*, élevures papuleuses par lesquelles débute le psoriasis *guttata*. *b*, *b*, plaques circulaires du psoriasis *guttata*.

Fig. 5. *a*, *a*, *a*, élevures papuleuses du psoriasis *diffusa*. *b*, *b*, *b*, plaques squameuses qui leur succèdent.

Fig. 4. Plaques confluentes et ulcérées du psoriasis.

Pityriasis. . *Fig.* 6. *a*, *a*, *a*, petites squames du pityriasis du cuir chevelu.

Inflammations Squameuses. Pl. VIII.

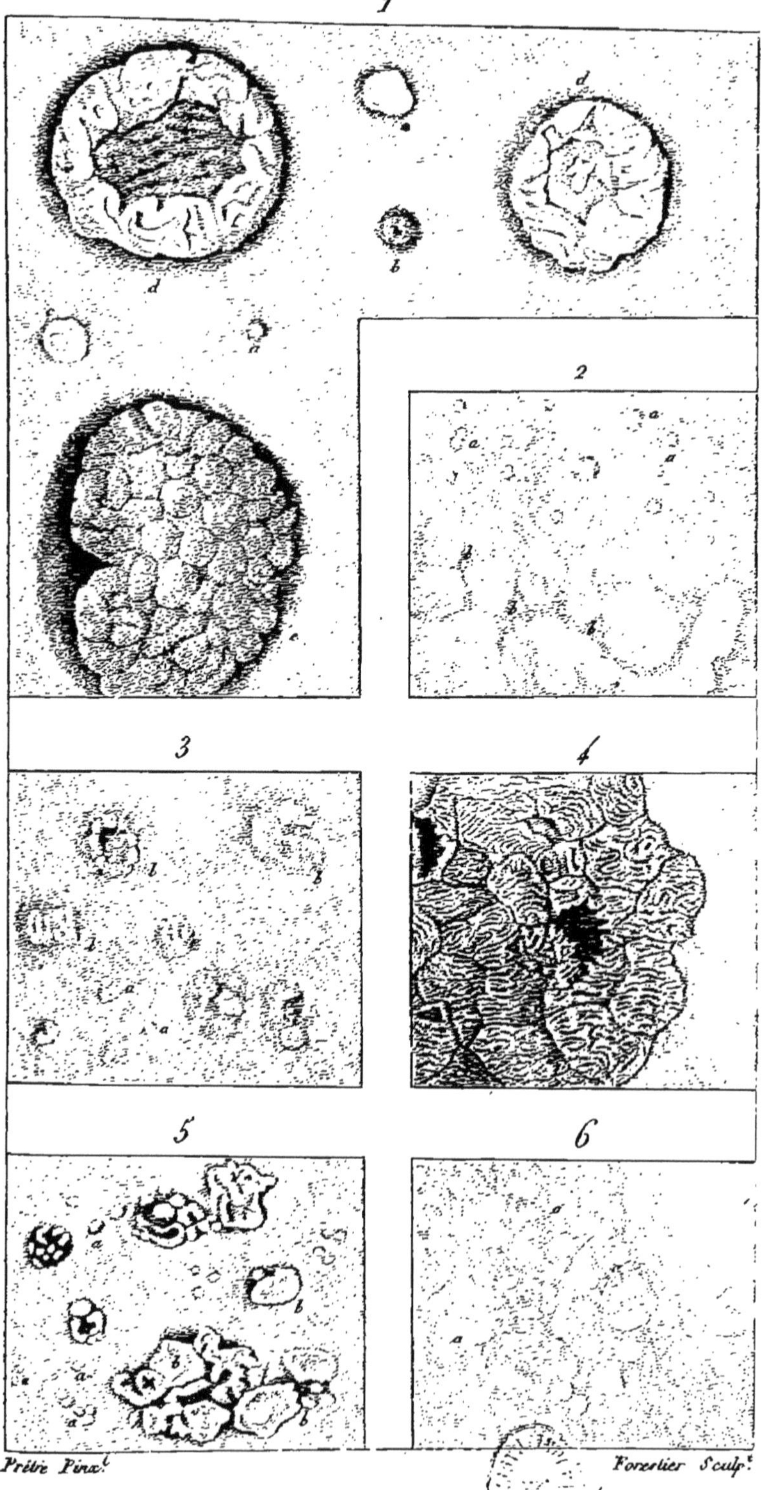

Prêtre Pinx.t Forestier Sculp.t

de l'Imprimerie de Langlois

PLANCHE IX.

SYPHILIDES.

Les syphilides sont des inflammations cutanées, de formes variées, produites par le contact ou par l'absorption du virus syphilitique. Elles se montrent à-la-fois sous la forme de *pustules*, de *tubercules*, de *plaques* et de *végétations*. Les *ulcères* syphilitiques sont toujours consécutifs à une de ces altérations primitives, ou à des inflammations *sous-cutanées*.

Pustules syphilitiques. (*Ecthyma syphilitique*, Willan.) *Fig.* 3. *a*, *a*, *a*, pustules syphilitiques. *b*, petit ulcère syphilitique, profond et à bord dentelé, consécutif à une pustule. *c*, *c*, *c*, croûtes plates ou pyramidales, non caractéristiques.

Tubercules syphilitiques. *Fig.* 2. *a*, *a*, tubercules syphilitiques, ronds, proéminens, et quelquefois violacés.

Fig. 4. *a*, *a*, mêmes tubercules.

Fig. 2. *b*, *b*, tubercules syphilitiques ulcérés et couverts d'une croûte.

Plaques syphilitiques. *Fig.* 1. *b*, *b*, taches circulaires, le plus souvent d'une teinte légèrement cuivreuse, et dont le centre est couvert de squames légères. *c*, *c*, traces de ces taches en voie de guérison.

Fig. 4. *b*, *b*, taches de même nature, de teintes variées, proéminentes et non squameuses. Elles sont souvent blanches sur les membranes muqueuses et humides dans le voisinage des parties génitales et à la marge de l'anus.

Végétations syphilitiques. *Fig.* 1. *a*, *a*, végétations développées à la racine du gland.

Fig. 4. Masse de végétations développée à la vulve.

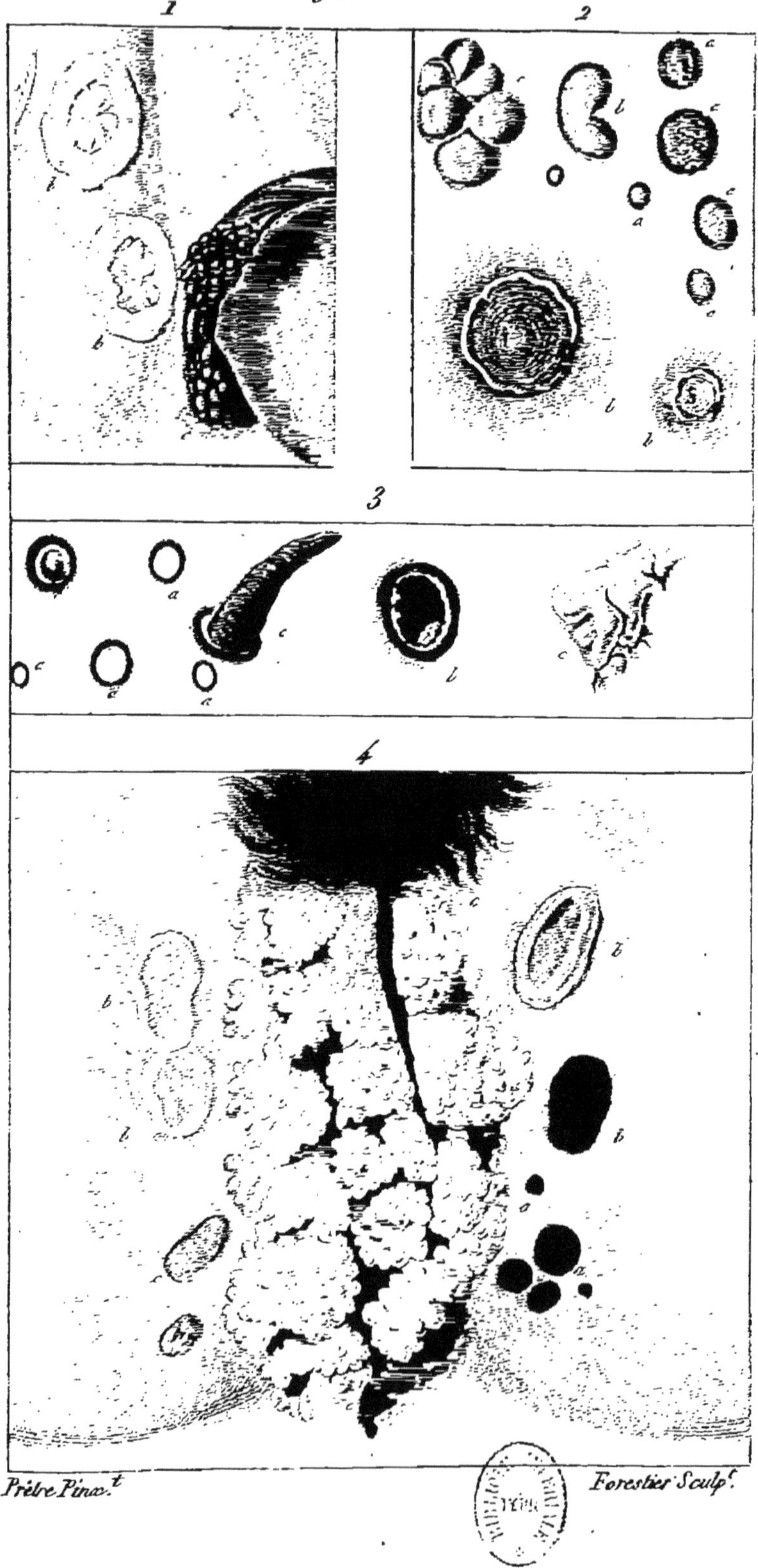
1
2
3
4
Prêtre Pinx.t
Forestier Sculp.t
de l'Imprimerie de Langlois

PLANCHE X.

ALTÉRATIONS DU PIGMENT DE LA PEAU, DES FOLLICULES, DES ONGLES, ETC.

Les altérations représentées dans cette planche diffèrent entre elles par leur siége, par leur nature et par leurs formes extérieures.

Lentigo. . . . . . *Fig.* 1.
(*Taches de rousseur.*)

Pourpre hémorrhagique. *Fig.* 2. *a*, pétéchies. *b*, ecchymoses spontanées.

Mélanoses de la peau. . *Fig.* 3. *a*, *a*, petites élevures mélaniques. *c*, petites tumeurs mélaniques isolées. *d*, petites tumeurs mélaniques confluentes.

Chloasma. . . . . *Fig.* 4. *a*, teinte naturelle de la peau. *b*, teinte jaunâtre du chloasma.
(*Éphélide hépatique.*)

Tumeurs folliculeuses. . *Fig.* 5. *a*, *a*, petits follicules offrant la disposition connue sous le nom de *tannes*. *b*, *b*, follicules plus distendus, dont l'orifice est distinct. *c*, *c*, *c*, follicules distendus, et dont les orifices ne sont plus distincts. Lorsque ces tumeurs se développent sur le cuir chevelu, elles acquièrent quelquefois de grandes dimensions.

Altération de l'ongle. *Fig.* 6.
(dans l'onyxis chronique.)

Ichthyose. . . . . *Fig.* 7. Disposition de l'épiderme épaissi, dans l'ichthyose.

Fig. 8. Disposition analogue de l'épiderme, observée dans un cas d'éléphantiasis des Arabes.

Altérations du Pigment, des Follicules, des Ongles &c. Pl. X

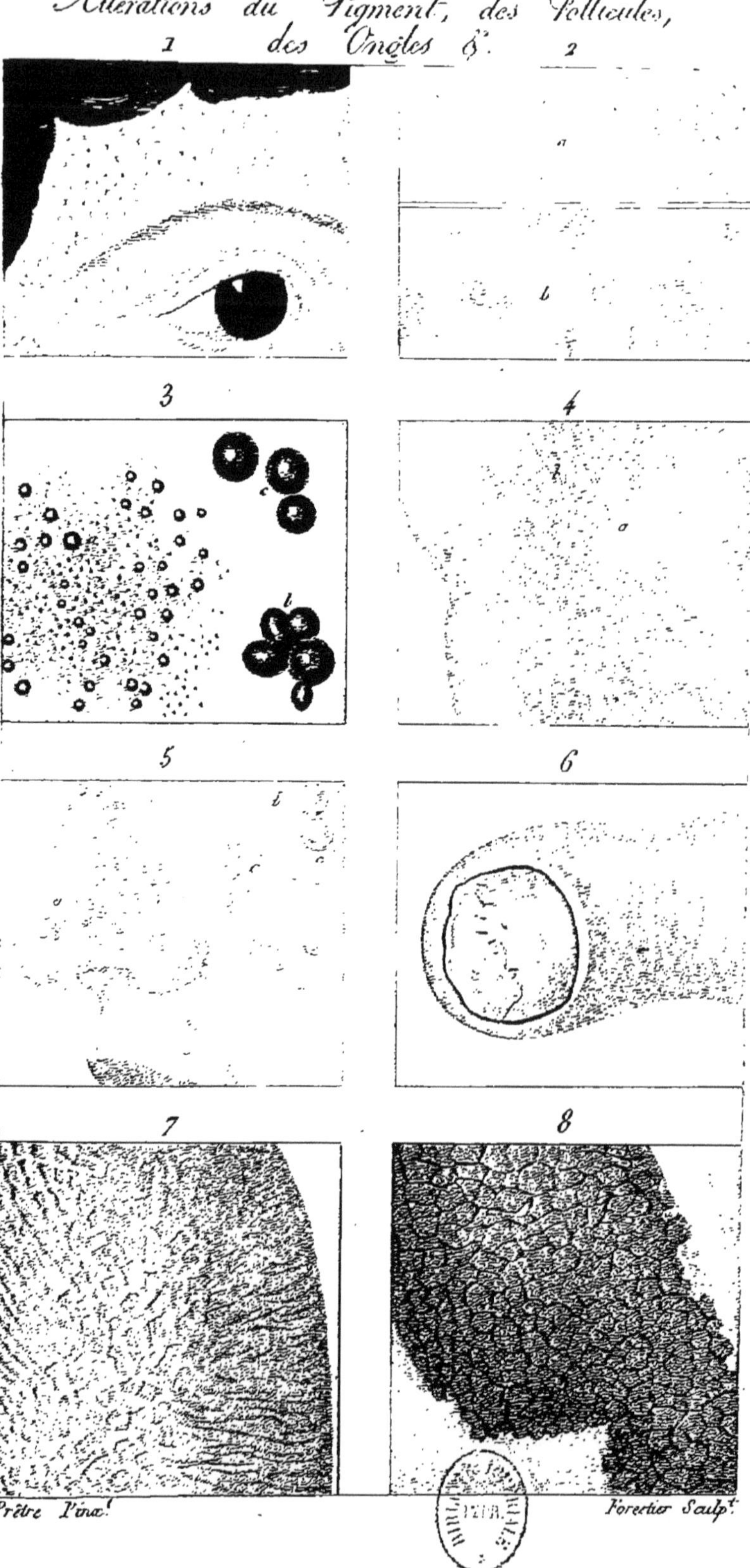

PARIS. — LIBRAIRIE DE J.-B. BAILLIÈRE,
rue de l'École de Médecine n° 13 *bis*.

DÉCEMBRE 1827.

Nouvelles Publications.

NOUVEAUX ÉLÉMENS D'HYGIÈNE,

Rédigés suivant les principes de la nouvelle doctrine médicale,

PAR CH. LONDE, D. M. P.,

Membre de l'Académie royale de médecine de la Société médicale d'émulation de Paris, de la Société de Londres, etc.

Deux volumes in-8°. — PRIX : 12 fr.

L'hygiène est généralement définie, l'*art de conserver la santé*. L'auteur de l'ouvrage que nous publions « considère l'hygiène sous un point de vue plus vaste qu'on ne l'avait fait avant lui. » (*Bouillaud*, *Nouv. bib. méd.*) Elle ne borne pas ses avantages, dit-il, à prévenir les dérangemens de nos organes; elle a encore pour objet de perfectionner ces mêmes organes, et d'offrir les moyens les plus certains de remédier à leurs affections. « Toutes les classifications de l'hygiène qu'on avait proposées jusqu'ici, étaient plus ou moins vicieuses... M. Londe est le premier qui ait entrepris de coordonner la médecine préservative avec la physiologie de nos jours. » (*Boisseau*, *Journ. univ. des Sc. méd.*) « Il a envisagé son sujet sous un point de vue vraiment philosophique, et a bien compris l'importance de l'hygiène et son influence énorme sur la société et sur les individus. La classification qu'il présente est plus simple, plus rationnelle que toutes celles qui ont été proposées jusqu'ici. Elle sera aussi plus durable, parce qu'elle repose sur des bases plus solides, sur les différens systèmes organiques considérés dans leurs rapports. M. Londe définit l'hygiène d'une manière à la fois exacte et claire: *la science qui a pour objet de diriger les organes dans l'exercice de leurs fonctions ;* il insiste surtout sur des parties de l'hygiène dont on semble même ne pas soupçonner l'existence. » (*Ratier, Archives de médecine.*) « Après avoir fait connaître les circonstances (tempéramens, âges, sexes, etc.) qui différencient sur l'homme les applications des règles d'hygiène, après avoir établi les règles d'hygiène générale, c'est-à-dire applicables à tous les organes, après, dis-je, ces prolégomènes, M. Londe entre en matière. » L'ouvrage est divisé en deux volumes.

« Le premier comprend toute la vie dite de *relation*, c'est-à-dire la direction des fonctions au moyen desquelles l'homme entretient des rapports avec le monde extérieur, non-seulement pour ce qui concerne la conservation et le perfectionnnement de l'individu, mais encore pour ce qui regarde la conservation et le perfectionnement de l'espèce. Cette première partie, sous quatre sections, embrasse la direction, 1° des *cinq sens ;* 2° des *facultés intellectuelles et morales ;* 3° des *mouvemens musculaires volontaires ;* 4° du *sommeil*, lequel n'est autre chose que le *repos* de la vie de relation.

« Le tome deuxième est consacré à la vie de *nutrition*. Il contient la direction, 1° des fonctions par lesquelles tout être vivant assimile à sa propre nature des substances déterminées qui lui servent à s'accroître et à se réparer ; 2° de ces autres fonctions par lesquelles sont rejetés de l'économie les matériaux impropres à la réparation et à l'accroissement, ainsi que le produit à terme de la conception. Cette seconde partie se compose de trois sections, dans lesquelles M. Londe traite de la direction, 1° des fonctions de l'*appareil respiratoire* et *circulatoire*; 2° de celles des organes sécréteurs. »

MÉDECINE LÉGALE

RELATIVE

AUX ALIÉNÉS, AUX SOURDS-MUETS,

OU

LES LOIS APPLIQUÉES AUX DÉSORDRES DE L'INTELLIGENCE;

Traduit de l'allemand de **J.-C. HOFFBAUER**

PAR A.-M. CHAMBEYRON, D. M. P.

Avec des Notes

PAR MM. ESQUIROL ET ITARD, DD. MM. PP.

Un Volume in-8°. — PRIX : 6 fr.

Le besoin généralement senti d'un traité de médecine légale appliqué aux désordres de l'intelligence, la juste réputation dont jouit celui de M. Hoffbauer, les notes nombreuses et importantes qu'ont ajoutées à ce travail MM. Esquirol, sur les aliénés, et Itard sur les sourds-muets, en font un ouvrage du premier ordre qui sera consulté avec fruit par les médecins, les avocats, les juges, etc. Voici les principales divisions de cet ouvrage.— Des maladies mentales et de leur suite légale. — De l'erreur de sentiment et des maladies analogues. — Du somnambulisme. — Des sourds-muets. — Des états passagers de l'âme qui peuvent être du ressort de la médecine légale. — De l'ivresse. — De l'état intermédiaire de la veille et du sommeil. — De l'égarement momentané. — De l'impulsion insolite. — De la monomanie homicide. — De l'influence qu'exercent sur la validité d'un témoin les madies et les états indiqués ci-dessus. — Règles générales pour reconnaître une maladie mentale quelconque, ou un état mental qui vient à être du ressort de la médecine légale.

SUR

LES FONCTIONS DU CERVEAU

ET

SUR CELLES DE CHACUNE DE CES PARTIES,

Avec des Observations sur la possibilité de reconnaître les instincts, les penchans, les talens ou les dispositions morales et intellectuelles des hommes et des animaux, par la configuration de leur cerveau et de leur tête ;

PAR LE DOCTEUR F.-J. GALL.

Six volumes in-8°. — PRIX : 42 fr.

Nous ne pouvons donner que des idées très-imparfaites des travaux physiologiques de M. Gall. A chaque traité se rattachent des considérations aussi importantes que nouvelles sur une foule d'objets, par exemple, sur le suicide, sur l'infanticide, sur une loi générale des évacuations périodiques, non-seulement chez la femme, mais aussi chez l'homme et chez diverses espèces d'animaux, sur la manière de juger les têtes des diverses nations, sur la physiognomonique et la pathognomonique, sur la loi de la mimique. Partout des faits intéressans, des aperçus ingénieux, des questions de la plus haute philosophie sur les motifs de nos actions, sur l'origine des arts et des sciences, sur la perfectibilité de l'espèce humaine, sur l'étendue du monde de chaque être vivant, etc. En vain chercherait-on dans un autre ouvrage l'histoire naturelle des aptitudes industrielles, des instincts, des penchans, des passions, des qualités morales et des facultés intellectuelles de l'homme et des animaux. L'on a appris beaucoup lorsqu'on a lu M. Gall ; on le relit, on le consulte toujours avec fruit, lorsqu'on médite sur le sujet qu'il traite : c'est un ouvrage vraiment classique et unique dans son genre ; il y règne un ordre éminemment philosophique dans la distribution des matières. Comme M. Gall voulait le rendre aussi utile aux philosophes, aux moralistes, aux jurisconsultes, aux peintres, aux sculpteurs, etc., qu'à ses confrères les médecins, il a dépouillé son ouvrage des termes techniques ; son style est partout clair, facile, et il a parfaitement réussi à mettre les sujets même les plus importans à la portée de toutes les classes de lecteurs.

DE L'IMPRIMERIE DE THUAU, CLOÎTRE SAINT-BENOÎT, N° 4.

PHARMACOPÉE

UNIVERSELLE,

OU

CONSPECTUS DES PHARMACOPÉES

D'AMSTERDAM, ANVERS, DUBLIN, ÉDIMBOURG, FERRARE, GENÈVE, LONDRES, OLDEMBOURG, WURZBOURG; AMÉRICAINE, AUTRICHIENNE, BATAVE, BELGE, DANOISE, ESPAGNOLE, FINLANDAISE, FRANÇAISE, HANOVRIENNE, POLONAISE, PORTUGAISE, PRUSSIENNE, RUSSE, SARDE, SAXONNE, SUÉDOISE ET WURTEMBERGEOISE;

DES DISPENSAIRES
de Brunswick, de Fulde, de la Hesse, de la Lippe et du Palatinat;

DES PHARMACOPEES MILITAIRES
de Danemarck, de France, de Prusse et de Wurzbourg;

DE LA PHARMACOPÉE DES PAUVRES DE HAMBOURG;

DES FORMULAIRES ET PHARMACOPEES
D'AUGUSTIN, BORIES, BRERA, BRUGNATELLI, CADET DE GASSICOURT, COX, ELLIS, HUFELAND, MAGENDIE, PIDERIT, PIERQUIN, RATIER, SAUNDERS, SAINTE-MARIE, SPIELMANN, SWEDIAUER ET VAN MONS.

OUVRAGE CONTENANT

LES CARACTÈRES ESSENTIELS ET LA SYNONYMIE DE TOUTES LES SUBSTANCES CITÉES DANS CES RECUEILS, AVEC L'INDICATION, A CHAQUE PRÉPARATION, DE CEUX QUI L'ONT ADOPTÉE; DES PROCÉDÉS DIVERS RECOMMANDÉS POUR L'EXÉCUTER, DES VARIANTES QU'ELLE PRÉSENTE DANS LES DIFFÉRENS FORMULAIRES, DES NOMS OFFICINAUX SOUS LESQUELS ON LA DÉSIGNE DANS DIVERS PAYS, ET DES DOSES AUXQUELLES ON L'ADMINISTRE.

PAR A.-J.-L. JOURDAN,

Docteur en Médecine, Chevalier de la Légion d'Honneur,
Membre des Académies royales de Médecine de Paris, des Sciences de Turin, des Sciences, Belles-Lettres et Arts de Rouen et de Caen; de la Société Physico-médicale de Moscou; de la Société Médicale d'Émulation, de la Société Minéralogique d'Iéna, de la Société royale des Beaux-Arts de Gand, des Sociétés d'Agriculture de Châlons et d'Orléans, etc.

Morbos autem non eloquentia sed remediis curari.
CELSE.

DEUX VOLUMES IN-8° DE CHACUN DE PRÈS DE 800 PAGES, A DEUX COLONNES, DONT LA 4e PAGE DU PRÉSENT PROSPECTUS OFFRE LE MODÈLE.

PRIX 24 FRANCS.

Prospectus.

Les médecins recherchent les Formulaires avec empressement, dans l'espoir d'y trouver des modèles de prescriptions, auxquels ils font subir les modifications exigées par les différens cas de la pratique. Ces modèles leur paraissent d'autant plus précieux, qu'ils sont l'ouvrage d'hommes qui ont marqué dans l'exercice de l'art.

Chaque année voit éclore de nouveaux Formulaires; mais jusqu'ici nul n'a satisfait complètement aux désirs des praticiens, chacun laissant toujours à désirer ce qui se trouve dans tous les autres. Et pourtant quel médecin aurait le loisir ou la patience de lire tous les ouvrages de ce genre, pour y chercher ce qu'ils renferment de spécial?

On suppose généralement que les Codex des divers pays diffèrent peu les uns des autres; cependant ils offrent de grandes différences, qu'il importe de connaître, afin de mettre à profit l'expérience des médecins de tous les peuples. Dans la thérapeutique, comme dans les autres branches de la médecine, on commence à ne plus s'en tenir au savoir du pays natal: on veut apprendre ce qui se dit et ce qui se fait partout. C'est là, en effet, le seul moyen de distinguer le vrai et l'utile.

Par suite de cette pensée, en harmonie avec les goûts du siècle, les bons esprits désiraient de voir réunir les Pharmacopées étrangères à celles de France.

Tel est le but du livre que nous annonçons. On y trouve le tableau comparatif de cinquante-trois PHARMACOPÉES, DISPENSAIRES ou FORMULAIRES plus ou moins estimés.

Ce travail renferme par conséquent tout ce qui peut lui imprimer un caractère d'utilité pratique.

A l'aide de cet ouvrage, le pharmacien ne sera jamais embarrassé lorsqu'il aura à exécuter des formules écrites par un médecin étranger, ou dans lesquelles entreront des médicamens tirés de la pratique des peuples qui nous environnent, ainsi qu'il arrive à chaque instant, aujourd'hui que la France se trouve en quelque sorte le rendez-vous de toutes les nations. Sans déroger, pour tout ce qui est absolument obligatoire, aux prescriptions de notre Codex, le pharmacien éclairé pourra choisir, parmi les nombreux modes de préparation usités hors de chez nous, ceux qu'il jugera mériter la préférence, ou pouvoir conduire soit à des économies, soit à des améliorations.

Le médecin trouvera dans cet ouvrage la tradition écrite de la manière dont ses confrères de tous les pays formulent les médicamens, les moyens auxquels ils ont plus particulièrement recours pour remplir les indications, les substances dont on fait le plus d'usage dans chaque pays, et des succédanés peu ou point connus jusqu'à présent parmi nous. De cette manière, il verra son arsenal médical s'agrandir, et se multiplier, pour ainsi dire, les ressources que la nature met à sa disposition.

La *Pharmacopée universelle* contient environ dix mille formules, et renferme la matière de cinq volumes in-8° ordinaires.

Cet ouvrage est le premier qu'on ait publié sur un plan aussi vaste. Le praticien expérimenté saura y trouver le sujet de méditations qui tourneront au profit de l'art de guérir.

L'OUVRAGE EST EN VENTE,

A PARIS,

CHEZ J.-B. BAILLIERE,

LIBRAIRE DE L'ACADÉMIE ROYALE DE MÉDECINE,

RUE DE L'ÉCOLE DE MÉDECINE, N° 13 BIS;

LONDRES, MÊME MAISON,

3, BEDFORD STREET, BEDFORD SQUARE;

BRUXELLES, AU DÉPÔT DE LA LIBRAIRIE MÉDICALE FRANÇAISE.

IMPRIMERIE DE LACHEVARDIERE,

RUE DU COLOMBIER, N° 30, A PARIS.

TÉRÉBENTHINE.

Quoiqu'on ait essayé, dans ces derniers temps, d'étendre le nom de térébenthine à toutes les résines liquides, l'ancien usage a prévalu, et l'on continue encore à ne désigner sous cette dénomination que les quatre substances résineuses suivantes :

1° *Térébenthine de Chio, de Scio, de Chypre ou de térébinthe; Terebinthina Cypria s. Chia s. pistacina.*

Cyprischer Terpenthin (Al.); cyprian turpentine (An.).

ba. f.-fe. ff. lo. w. *be. c. g. m. pa. sa. sp.*

Substance très épaisse, glutineuse, transparente, d'une couleur citrine verdâtre, d'une odeur agréable, et d'une saveur parfumée, sans amertume ni âcreté.

Elle découle du *Pistacia Terebinthus*, L.; petit arbre (dioécie pentandrie, L.; térébinthacées, J.) de l'Archipel. (*fig.* Blackw. *Herb.* t. 498.)

2° *Térébenthine commune, de Bordeaux ou de pin; Terebinthina communis s. pini sylvestris s. pinea, Balsamum nativum pini sylvestris.*

Gemeiner Terpenthin (Al.); common turpentine (An.); retinge rumic (Ar.); almindelig terpentin (D.); trementina comun (E.); gemeen terpentin (Ho.); trementina commune (I.); kota (N.); zunghorie (Pe.); tjok terpentin (Su.).

am. an. b. be. br. d. dd. du. ed. f. fe. ff. fi. fu. ham. han. li. lo. o. po. r. s. su. w. wu. ww. *a. be. c. g. m. pa.*

Liquide sirupeux, blanchâtre, trouble et consistant, d'une odeur désagréable, d'une saveur âcre, amère et nauséeuse.

Cette résine découle du *Pinus sylvestris*, L., arbre (monoécie monadelphie, L.; conifères, J.) du midi de la France. (*fig. Flore médic.* V. 272), et du *Pinus maritima*, Lmk, autre arbre des mêmes contrées. (*fig.* Zorn, *Ic. pl.* t. 526.)

3° *Térébenthine de mélèze ou de Venise; Terebinthina laricea s. larigna s. laricina s. Veneta, Resina liquida pini laricis, pini laricis Terebinthina s. Balsamum nativum.*

Venetianischer Terpenthin (Al.); venice turpentine (An.); venedisk terpentin (D. Su.); trementina de Venecia (E.); terpentina modrzewowa (Po.); terebinthina fina (Por.).

a. ams. an. b. ba. be. br. du. e. ed. f. fe. ff. fi. fu. g. ham. han. be. li. o. p. po. pr. r. su. w. ww. *be. c. g. m. pa. pid. sp.*

Cette résine est assez liquide, transparente, d'une couleur un peu verdâtre, d'une odeur forte, non désagréable, d'une saveur chaude, âcre et amère.

On l'obtient en perçant le tronc du *Larix Europea*, Cand., arbre (monoécie monadelphie, L.; conifères, J.) commun dans les Alpes. (*fig.* Blackw. *Herb.* t. 477.)

4° *Térébenthine de sapin ou de Strasbourg; Terebinthina abiegna s. abietina s. Argentoratensis.*

Strasburger Terpenthin (Al.); Strasburgh turpentine (An.); trementina de abeto (E.).

am. e. f. ff. li. *be. c. g. pa. sp.*

Résine assez fluide, transparente ou un peu louche, d'une odeur forte, d'une saveur âcre et très amère.

On la retire de l'*Abies pectinata*, Cand., arbre (monoécie monadelphie, L.; conifères, J.) qui croît dans la Suisse. (*fig.* Zorn, *Ic. pl.* t. 528.)

Comme toutes les résines, la Térébenthine est un puissant excitant, dont l'action, lorsqu'on l'introduit dans l'estomac, à une certaine dose, variable selon les individus, ne demeure pas bornée à l'appareil digestif, mais s'étend à un plus ou moins grand nombre d'autres organes, par sympathie suivant les uns, par absorption selon les autres. Parmi ces effets secondaires, on n'a remarqué pendant long-temps que ceux qui se manifestent sur l'appareil urinaire; mais enfin on a fait attention aussi à ceux qui se passent également dans les organes respiratoires et dans ceux du sentiment; de telle sorte que la térébenthine, à laquelle on n'attribuait jadis qu'une action spécifique sur les voies urinaires, passe aujourd'hui pour en posséder une, non moins spécifique, sur les viscères thoraciques et sur les nerfs. On l'administre dans la gonorrhée, surtout chronique, la leucorrhée, les catarrhes anciens de la vessie, les catarrhes chroniques de la poitrine et les névralgies.

La térébenthine est composée principalement de deux substances, une résine et une huile volatile. Elle intéresse donc le médecin sous trois formes différentes, suivant qu'elle présente la réunion de ces deux substances, ou qu'elle n'offre que l'une ou l'autre d'entre elles. C'est une distinction assez importante à faire, et qui n'a pas fixé l'attention des praticiens autant qu'elle l'aurait dû, car les trois substances n'agissent pas avec la même énergie sur les tissus vivans avec lesquels on les met en contact; pour les ranger, à cet égard, suivant l'ordre de leur énergie, il faudrait accorder le premier rang à l'huile essentielle, et lui faire succéder d'abord la térébenthine entière, puis le résidu pur. Nous ne suivrons pas cet ordre, qui nous éloignerait sans nécessité de la marche suivie dans les autres articles.

§ I. PRÉPARATIONS QUI CONTIENNENT LA TÉRÉBENTHINE ENTIÈRE.

A. *Préparations qui la contiennent dissoute dans un liquide alcoolique.*

TEINTURE DE TÉRÉBENTHINE.

Baume vulnéraire commun; Tinctura s. Essentia terebenthinæ. (f. vm.)

♃ Térébenthine claire. . une partie.
Alcool (26 degrés). . quatre parties.

Faites digérer pendant six jours, en remuant de temps en temps, et passez.

NOUVELLES PUBLICATIONS.

Chez J. B. BAILLIÈRE,

LIBRAIRIE DE L'ACADÉMIE ROYALE DE MÉDECINE,

RUE DE L'ÉCOLE DE MÉDECINE, Nº 13 (*bis*).

JUILLET 1828.

MÉMOIRES

DE

L'ACADÉMIE ROYALE DE MÉDECINE.

TOME PREMIER.

Un fort volume in-4º, avec six planches. — Prix, 20 fr.

Ce premier volume que nous annonçons peut être considéré comme la suite et le complément des *Mémoires de la Société royale de Médecine et de l'Académie royale de Chirurgie*. Ces deux Sociétés célèbres sont représentées dans la nouvelle Académie par ce que la science a de plus distingué, soit à Paris, dans les départemens ou à l'étranger. Par cette publication, l'Académie vient de répondre à l'attente de tous les Médecins jaloux de suivre les progrès de la Science. Ce premier volume se compose des Mémoires suivans :

Ordonnances constitutives et Réglemens de l'Académie royale de Médecine. — Liste générale de ses Membres résidans et correspondans. — Discours d'ouverture, prononcé par M. Pariset, secrétaire perpétuel. — Éloges de Corvisart, de Cadet-Gassicourt, de Berthollet, de Pinel, de Beauchêne et de Bourru, par *le même*. — Rapport de la Commission chargée de rédiger un projet d'instruction relativement aux épidémies, par

M. DOUBLE. — Compte rendu des travaux de la Section de Médecine, par *le même.* — Discours sur l'histoire et les progrès des Sciences pharmaceutiques, par M. VIREY. — Mémoire sur le Mutisme, par M. ITARD. — Mémoire sur les Phlegmasies cérébrales, par *le même.* — Existe-t-il de nos jours un plus grand nombre de fous qu'il n'en existait il y a quarante ans? par M. ESQUIROL — Mémoire sur la mortalité en France dans la classe aisée et dans la classe indigente, par M. VILLERMÉ. — Observations sur les effets thérapeutiques de la morphine ou narcéïne, par M. BALLY. — Mémoire sur la folie des ivrognes, ou sur le délire tremblant, par M. LÉVEILLÉ. — Mémoire sur les plaies pénétrantes de la poitrine, par M. le baron LARREY. — Observations sur l'opération de la Taille, par *le même.* — Mémoire sur une nouvelle méthode de traiter les anus contre nature ou artificiels, par M. le baron DUPUYTREN. — Mémoire sur les obstacles apportés à l'accouchement par la mauvaise conformation du fœtus, par M. DUGÈS. — Analyse de l'écorce du *Solanum pseudoquina*, par M. VAUQUELIN. — Considérations chimiques sur diverses concrétions du corps humain, par M. LAUGIER. — Recherches analytiques sur la Violette, par M. BOULLAY, avec des Expériences par MM. ORFILA et CHOMEL. — Mémoire sur l'Ipécacuanha, par M. LEMAIRE-LISANCOURT.

DES CAUSES MORALES ET PHYSIQUES DES

MALADIES MENTALES.

ET DE QUELQUES AUTRES AFFECTIONS NERVEUSES, TELLES QUE L'HYSTÉRIE, LA NYMPHOMANIE ET LE SATYRIASIS;

PAR F. VOISIN,

Docteur en Médecine de la Faculté de Paris, Directeur de la Maison d'Aliénés de Vanves, près Paris.

In-8°. — Prix, 7 fr.

TRAITÉ

DES

MALADIES DES ENFANS

NOUVEAU-NÉS ET A LA MAMELLE,

FONDÉ SUR DE NOUVELLES OBSERVATIONS CLINIQUES ET D'ANATOMIE PATHOLOGIQUE FAITES A L'HÔPITAL DES ENFANS-TROUVÉS DE PARIS, DANS LE SERVICE DE M. BARON;

PAR C. BILLARD, D. M. P.,

ANCIEN INTERNE DE CET HÔPITAL.

Un fort volume in-8°. — Prix, 8 fr.

ATLAS

D'ANATOMIE PATHOLOGIQUE

POUR SERVIR A L'HISTOIRE

DES MALADIES DES ENFANS;

PAR C. BILLARD, D. M. P.

IN-4° DE DIX PLANCHES, AVEC UN TEXTE EXPLICATIF. PRIX, 10 FR.

Les planches, exécutées sur les dessins de l'auteur, ont été gravées, imprimées en couleur et retouchées au pinceau avec soin par M. DUMÉNIL.

Dans cet ouvrage, le but principal de l'auteur est d'exposer les caracteres des symptômes propres aux maladies des enfans, et de les considérer dans leurs rapports avec les altérations des organes. Il a passé successivement en revue tous les appareils; il s'est appliqué à étudier les variétés de forme et d'aspect de chaque organe considéré dans l'état sain, dans l'état normal et dans l'état pathologique; et ce n'est qu'après avoir discuté et apprécié la valeur des symptômes et la nature des lésions anatomiques, qu'il a exposé comme une dernière induction les méthodes de traitement. En parlant des vices de conformation, il a particulièrement fait ressortir ceux qui pouvaient donner lieu à quelques symptômes pendant la vie, et troubler ainsi les diverses fonctions de l'enfant. Partout enfin, en rapportant l'histoire de chaque maladie, il a fait ensorte de n'aborder que des discussions susceptibles d'être éclairées par des faits.

NOUVEAUX ÉLÉMENS

DE

PATHOLOGIE MÉDICO-CHIRURGICALE,

OU

PRÉCIS THÉORIQUE ET PRATIQUE
DE MÉDECINE ET DE CHIRURGIE;

PAR L. CH. ROCHE, D. M. P.,

MEMBRE DE L'ACADÉMIE ROYALE DE MÉDECINE, etc.,

ET J. L. SANSON, D. C. P.,

Chirurgien en second de l'Hôtel-Dieu de Paris.

Tome IVe et dernier. — Un vol. in-8° de 800 pages. Prix, 8 fr.

Cet ouvrage est bien connu, et les possesseurs des trois premiers volumes seront bien dédommagés du long retard que ce quatrième volume a éprouvé, par les sujets importans qui y sont traités, et qui le rendent encore supérieur, s'il est possible, aux premiers.

PRINCIPES

DE

PHYSIOLOGIE MÉDICALE;

PAR ISID. BOURDON, D. M. P.,

De l'Académie royale de Médecine, Médecin des Dispensaires, etc.

Deux volumes in-8°. — Prix, 12 fr.

Cet ouvrage, qui embrasse toute la science de l'homme sain et malade, est divisé en sept Livres, divisés en cent-quatre vingt sept Chapitres, dont nous citerons les suivans :

LIVRE Ier. De la Vie (dix-sept Chapitres). Caractères de la Vie. — Corps vivans. — Organisation de l'homme. — Cinq organes principaux. — D'où provient l'individualité. — Besoin de l'homme. — Loi physiologique. — Caractère de l'homme, au physique, au moral.

LIVRE II. Du système nerveux (vingt-cinq Chapitres). Idée générale des nerfs. — Du Cerveau et de ses fonctions. — Phénomènes de croisement. — Expériences modernes appréciées. — Nerfs du sentiment et nerfs du mouvement. — Y a-t-il un fluide nerveux ? — Correspondance des nerfs. — Leur rôle dans les maladies. — Aphorismes sur les nerfs. Leur maladie. — Liste des meilleurs auteurs qui ont écrit sur ce sujet.

LIVRE III. Des Sensations (trente-trois Chapitres). Sensibilité en général. — Exposés des cinq Sens. — Histoire des Aveugles-nés de Paris. — Sensations intérieures. — Plusieurs Chapitres sur les douleurs des différens Organes. — Siége mensonger des douleurs. — En est-il d'imaginaires ? — Moyens de calmer la douleur physique. — Pouvoir de l'habitude. — Douleur de la mort naturelle et des supplices. — Manière d'opposer douleurs à douleurs.

LIVRE IV. De l'Intelligence (vingt-cinq Chapitres). Organisation nuisible ou favorable à l'Intelligence. — Siége des passions. — Excitans de l'Esprit. — Influence qu'ont sur l'Esprit l'âge, le sexe, les professions, l'hérédité. — Les Difformités, le Climat, les Gouvernemens, la Médecine actuelle. — Inégalités de l'Intelligence, moyens de l'évaluer. — Physionomie. — Angle facial. — Système de Gall. — Du Délire et de la Folie.

LIVRE V. Mouvemens et fonctions de la vie humaine. — Idée de ce Livre. — Circulation du sang. — Étude et interprétation des signes du Pouls. — De la Respiration. — Causes des Épidémies. — De l'Asphyxie des noyés. — De l'irritation physique de la voix et de la parole. — Des vices de la Prononciation. — Comment reconnaître les diverses maladies des poumons, etc. — Des Gibbosités du dos et de leurs causes. — Prédominance du côté droit sur le gauche. — Principes de la Force physique. — Mort produite par la volonté.

LIVRE VI. Histoire du Sommeil et des Songes.

LIVRE VII. Histoire du Sang, de ses sources, de ses produits. — Altérations du Sang et des Humeurs. — Préceptes concernant les Saignées. — Sources de la Chaleur vitale et de la Nutrition. — Changemens produits par la mort. — Aphorismes sur l'Estomac et ses maladies. — Préceptes sur les Alimens et les Médicamens. — Génération de l'homme.

Cet ouvrage est précédé d'un Discours sur l'Étude générale de l'homme.

DE LA LITHOTRITIE

OU

BROIEMENT DE LA PIERRE DANS LA VESSIE;

PAR LE DOCTEUR CIVIALE.

Un vol. in-8°, avec sept planches. — Prix, 7 fr.

LETTRES
SUR LA LITHOTRITIE

OU

BROIEMENT DE LA PIERRE DANS LA VESSIE,

POUR SERVIR DE SUITE ET DE COMPLÉMENT A L'OUVRAGE PRÉCÉDENT.

Ire Lettre à M. Vincent KERN. In-8°, fig. 3 fr.
IIe Lettre. 3 fr. 50 c.

En 1826 et 1827, l'Institut royal de France a récompensé M. CIVIALE pour le grand nombre d'opérations qu'il a faites sur le vivant, et pour les beaux succès qu'il a obtenus. C'est pour répondre à un suffrage aussi honorable que M. CIVIALE a publié son premier ouvrage; et dans ses *Lettres* il indique les diverses modifications que ses nombreuses observations lui ont suggérées.

DE LA

PERCUSSION MÉDIATE

ET DES SIGNES OBTENUS A L'AIDE DE CE NOUVEAU MOYEN D'EXPLORATION,

DANS LES MALADIES
DES ORGANES THORACIQUES ET ABDOMINAUX;

PAR P.-A. PIORRY, D. M. P.,

Agrégé à la Faculté de Médecine de Paris, Médecin du Bureau central des Hôpitaux, Membre de l'Académie royale de Médecine, etc.

Un volume in-8°, avec deux planches. — Prix, 6 fr.

Dans les cinq premiers Chapitres, qui semblent servir d'Introduction, l'auteur établit ce qu'il entend par signes fonctionnels et signes physiques; il signale les inconvéniens de la percussion directe; il fait connaître les règles à suivre dans l'emploi de la percussion médiate; il indique les sons obtenus au moyen du plessimètre, et les variations dont ils sont susceptibles. — PREMIÈRE PARTIE. *Du Thorax considéré sous le rapport de la percussiou médiate.* Cette partie est divisée en quatre chapitres, dans lesquels il examine de quelle utilité peut être la percussion médiate pour le diagnostic des maladies des parois thoraciques. — De la Plèvre. — Du Poumon. — Des Maladies du cœur et du péricarde. — DEUXIÈME PARTIE. *De l'Abdomen considéré sous le rapport de la percussion médiate.* — Des maladies des parois abdominales et du péritoine. — Organes abdominaux dont le tissu est dense. — Organes creux qui, dans l'état normal, peuvent contenir des liquides. — Organes conservant naturellement des gaz. — L'indication des *matières* de l'ouvrage de M. PIORRY doit inspirer le désir de le lire dans tous ses détails. Nous avons constaté l'exactitude des assertions de M. PIORRY; elles sont basées sur une immense quantité de faits et d'expériences. (*Journal complémentaire du Dictionnaire des Sciences médicales*, *juin* 1828.)

DE

L'ANATOMIE PATHOLOGIQUE

CONSIDÉRÉE

DANS SES VRAIS RAPPORTS

AVEC LA SCIENCE DES MALADIES;

PAR M. RIBES,

Docteur en Médecine, Agrégé à le Faculté de Médecine de Montpellier.

Tome Ier. In-8°. — Prix, 7 fr.

Ce premier volume est divisé en deux sections, dont voici les sous-divisions : — PREMIÈRE SECTION, chap. Ier. Considérations physiologiques. — II. De l'Anatomie pathologique dans les lésions locales. — III. Lésion locale avec état morbide général consécutif, mais indépendant. — IV. Combinaisons diverses d'une affection générale et d'un état morbide local. — V. Causes générales, affections du même ordre qui en résultent, et qui se manifestent davantage sur une partie que sur les autres. — VI. Affections générales se manifestant sur un lieu déterminé. — DEUXIÈME SECTION, chap. Ier. Du siége intime ou immédiat des maladies. — II. Maladies dont le siége est principalement dans le système nerveux. — III. Maladies dont le siége est principalement dans le sang. — IV. Maladies qui siégent à la fois dans deux ou plusieurs systèmes d'organes. — V. Actes pathologiques du système vivant, pris en totalité. — VI. Des Phénomènes cadavériques considérés par rapport au siége des maladies.

DU DEGRÉ

DE

COMPÉTENCE DES MÉDECINS

DANS LES QUESTIONS JUDICIAIRES RELATIVES

AUX

ALIÉNATIONS MENTALES.

ET DES THÉORIES PHYSIOLOGIQUES SUR LA MONOMANIE;

PAR ÉLIAS REGNAULT,

Avocat à la Cour royale de Paris.

In-8°. — Prix, 4 fr. 50 c.

De l'Imprimerie de C. THUAU, rue du Cloître-Saint-Benoît, n° 4.

JOURNAL

HEBDOMADAIRE

DE MÉDECINE;

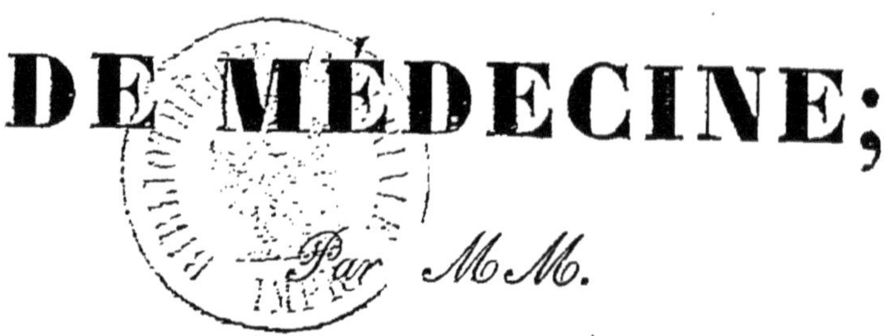

Par MM.

ANDRAL, professeur à la Faculté de médecine de Paris.

BLANDIN, chirurgien-adjoint de l'hôpital Beaujon, agrégé à la Faculté de médecine de Paris.

BOUILLAUD, agrégé à la Faculté de médecine de Paris, professeur particulier de médecine.

CAZENAVE (Alph.), docteur en médecine.

DALMAS, docteur en médecine.

LITTRÉ, interne des hôpitaux civils de Paris.

REYNAUD, interne des hôpitaux civils de Paris.

ROYER-COLLARD (Hipp.), docteur en médecine.

PROSPECTUS.

Le monde médical est agité, depuis quelque temps, par un vague sentiment d'irrésolution et d'inquiétude. Des systèmes opposés ont régné dans la science; des hommes, divisés par leurs doctrines, mais réunis dans la vue du bien commun, et poussés successivement par un même esprit philosophique, ont paru tour-à-tour sur la scène, et n'ont cessé d'agrandir le cercle étroit de nos connaissances. Cependant les hommes et les systèmes ont passé : des uns, il reste un souvenir impérissable; des autres, quelques débris précieux qui doivent servir à la construction de l'édifice; mais, de quelque part que l'on se tourne, on ne voit partout que des ruines; point de centre autour duquel on se rallie; point d'harmonie dans les travaux; point d'unité dans les efforts. Un tel état de choses ne saurait durer plus long-temps. Il faut que tous les bons esprits marchent d'accord, et que tous les amis zélés de la science puissent enfin se parler et s'entendre réciproquement.

Tels sont les motifs qui nous déterminent à tenter la publication de ce nouveau Journal. Quand un homme, inquiet de ses propres opinions, et persuadé néanmoins qu'il est dans la vérité, éprouve le besoin de les mettre à l'épreuve, une seule ressource lui est offerte, c'est de les produire au grand jour, et d'appeler à la discussion tous ceux qui songent à la science: mais quand ces opinions s'appliquent, non plus à un fait, à une doctrine plus ou moins partielle, mais à la science qu'elles embrassent tout entière, quand ce n'est plus un homme qui se trouve dans cette situation, mais plusieurs hommes réunis en une seule pensée, quand ils sont fermement convaincus que leurs opinions sont en rapport avec celles de la majeure partie du public, et tendent à devenir universelles, il n'y a plus à hésiter; c'est un devoir pour eux d'entrer en relations avec tous ceux qui doivent les comprendre, et le meilleur moyen, le seul moyen alors de donner à ces relations l'activité et la fréquence nécessaires, c'est, sans contredit, d'adopter la forme d'une publication périodique. De là, l'institution de tout Journal; de là, surtout, l'institution du nôtre. Un Journal n'est point quelque chose d'arbitraire et d'accidentel; c'est le résultat naturel du mouvement des esprits; c'est une production spontanée, pour ainsi dire, du temps et des hommes, qui se lié aux besoins d'une époque toute spéciale, et qui, représentant une idée essentielle et fondamentale, doit avoir, comme elle, son point de départ, son accroissement, son développement total et sa fin.

Pénétrés de cette vérité qui éclate de toutes parts, certains qu'elle s'applique entièrement à notre entreprise, nous avons long-temps médité sur la manière la plus propre à mettre nos projets à exécution, et nous avons dû la déduire encore de la disposition actuelle des esprits. Il est évident que l'observation est devenue pour les médecins la première de toutes les nécessités. On ne s'attache plus guère aujourd'hui à telle ou telle école; on veut des faits; de quelque part qu'ils viennent, on les accueille avec avidité, et tous les cas qui se rencontrent dans les cliniques ou dans la pratique particulière, sont annoncés sur le champ et portés à la connaissance du public. C'est un grand progrès, sans doute, que ce besoin général des choses positives, et il est indispensable de donner carrière à cette heureuse disposition; car c'est la liberté elle-même, qui, par-là, s'est introduite dans la science; et, le jour où la médecine a proclamé la nécessité de l'observation, elle s'est affranchie pour jamais du joug des théories passagères et exclusives. Cependant, on reconnait aussi, et avec raison, que dans la médecine comme dans toutes les autres sciences, il est une autre condition non moins importante pour arriver à la connaissance de la vérité, qui est le but unique de toute étude: c'est l'association du raisonnement à l'observation. Autant le raisonnement nous égare et nous trompe, quand il n'a point l'observation pour point de départ et des faits certains pour fondement, autant celle-ci est insuffisante et stérile, lorsqu'abandonnée à elle-même elle marche au hasard et comme à tâtons, sans savoir où elle se dirige et sans tirer parti de ses propres ressources. En vain les matériaux s'accumuleront de tous côtés; le mauvais s'y confondra sans cesse avec le bon, l'inutile avec l'utile, et, dans cette abondance, il y aura toujours pauvreté; car on ne saurait arriver à la richesse par le désordre. Il est donc incontestable qu'il faut en même temps à la science un emploi constant de ces deux méthodes : étude patiente des phénomènes, d'une part; et, d'une autre part, examen comparatif et approfondi des résultats de cette étude.

Telles sont les considérations auxquelles nous conduit inévitablement l'examen attentif de l'état actuel de la médecine. Notre but doit donc être aujourd'hui d'entretenir, de développer, autant qu'il est en nous, cette double tendance qui se manifeste partout, chez les médecins qui travaillent et qui réfléchissent. Appliqués sans cesse à ce dessein, nous nous sommes efforcés de donner à la périodicité de notre journal un caractère spécial, qui pût répondre à ces projets.

Les faits sont nombreux et fugitifs; ils naissent et meurent chaque jour; ils se perdent, si l'on n'est là pour leur donner asile; il faut donc que leur publication ait lieu à des époques très-rapprochées. De plus, ces faits, pour être discutés et ramenés à des doctrines générales, ont besoin d'être soumis pendant quelque temps à l'attention des médecins, d'être classés, comparés à d'autres faits analogues ou contradictoires, expliqués enfin, autant que le permet l'état actuel de nos connaissances; la critique ne peut donc être aussi prompte et aussi souvent répétée que leur publication. De là le système auquel nous nous sommes arrêtés. Chaque semaine verra paraître un cahier de notre journal; mais tous les mois, nous ajouterons au dernier cahier quelques feuilles spécialement consacrées à l'étude approfondie des doctrines générales ou particulières. Enfin, persuadés que la nature même de notre entreprise nous impose l'obligation de rechercher des sujets d'étude et de critique partout où ils peuvent se rencontrer, dans l'histoire des doctrines médicales, dans l'observation clinique des hôpitaux, dans l'enseignement public ou particulier, dans les ouvrages qui paraissent de temps à autre, dans les divers concours qui peuvent s'ouvrir, dans les travaux des différentes sociétés savantes, françaises ou étrangères, etc., nous embrasserons dans notre critique tous les faits marquans et toutes les publications importantes, et notre journal ne laissera rien échapper à l'attention du public médical. Enfin, il a été convenu entre nous que chacun prendrait une part égale à la rédaction du journal, et que tous les articles seraient examinés et discutés en commun. Nous n'avons pas besoin d'ajouter que nous accueillerons avec reconnaissance tous les travaux qui nous seront adressés, et que nous nous ferons un devoir de les insérer dans notre receuil, autant que le permettra la nature de ce journal.

On voit maintenant quel est le dessein que nous poursuivons, et par quels moyens nous nous efforcerons d'y parvenir. Unis entre nous par la conformité des doctrines, tous jeunes et pleins d'amour pour la science, prêts à tout sacrifier pour elle, et bien décidés à ne servir d'autres intérêts que ceux de la vérité et de la raison, nous répondons les uns des autres, nous signons de notre nom toutes nos paroles, et nous n'avons affaire qu'aux choses, et nullement aux personnes. Si donc nous ne pouvons dire d'avance qu'en faisant de notre mieux, nous ferons assez bien pour réussir, il nous est, du moins, permis de compter sur nos résolutions, et nous ne craignons pas d'y engager formellement notre honneur.

Andral, Blandin, Bouillaud, Cazenave,
Dalmas fils, Littré, Reynaud,
Hipp. Royer-Collard.

Nota. Les auteurs et éditeurs qui désireront faire annoncer leurs ouvrages dans le *Journal hebdomaire de Médecine*, devront en adresser, *franc de port*, deux exemplaires au bureau du Journal, ainsi que tout ce qui concerne la rédaction.

CONDITIONS DE LA SOUSCRIPTION.

Le *Journal Hebdomadaire de Médecine* paraîtra régulièrement, à commencer du 4 octobre prochain, le samedi de chaque semaine; chacun des trois premiers numéros, *spécialement consacrés au Bulletin Clinique, à la publication des faits, à la revue des cours publics et particuliers, aux séances académiques, aux nouvelles importantes*, etc.; contiendra deux feuilles d'impression in-8°, petit texte, à deux colonnes.

Le dernier numéro du mois sera formé de six feuilles, dont l'une petit texte, deux colonnes, pour le *Bulletin Clinique*; et les cinq autres feuilles, caractère petit romain, contiendront des *Mémoires originaux*, *des Articles destinés à la discussion des faits ou des doctrines*, *des Analyses critiques*, etc.

Le *Journal Hebdomadaire* de médecine offrira donc, dans les douze feuilles qui le composeront chaque mois, la matière de quinze feuilles des autres journaux.

Le prix de l'abonnement pour l'année est de 40 francs pour Paris; 46 francs franc de port, par la poste, pour les départemens, et 52 francs pour les pays étrangers.

ON S'ABONNE AU BUREAU DU JOURNAL,

A PARIS,

Chez **J. B. BAILLIÈRE**,

LIBRAIRE DE L'ACADÉMIE ROYALE DE MÉDECINE,

Rue de l'École-de-Médecine, N° 13 *bis*.

A LONDRES, MÊME MAISON.

3 Bedfort street, Bedfort square.

A BRUXELLES,

AU DÉPÔT DE LA LIBRAIRIE MÉDICALE FRANÇAISE, MARCHÉ AUX POULETS, N° 1213.

Les lettres et envois d'argent doivent être adressés franc de port.

DANS LES DÉPARTEMENS :

Agen. Noubel.
Aix. Terris.
Amiens. Allo, Caron-Vitet.
Angers. Fourrier-Mame.
Angoulême. Aigre, Laroche.
Arras. Topino.
Aurillac. Ferari.
Autun. Dejussieu.
Auxerre. V. François née Fournier.
Avesnes. Viroux.
Avignon. Chaillot aîné, Chambeau, Guichard, Laty, Séguin.
Bayonne. Bonzom, Gosse.
Beauvais. Caux-Porquier.
Besançon. Bintot, Déis.
Béziers. Cambon.
Bordeaux. Lawalle.
Boulogne-sur-mer. Leroy-Berger.
Brest. Egasse, Hébert, Lefournier et Despériers.
Caen. Blein-le-Baron, Lecrêne, Manoury.
Calais. Leleux.
Carcassonne. Arnaud.
Châlons-sur-saône. Dejussieu.
Charleville. Blanchard.
Chartres. Garnier-Allabre.
Clermont-Ferrand. Thibaud-Landriot, Veysset.
Colmar. Petit, Reiffenger.
Dieppe. Marest.
Dijon. Lagier, Tussa.
Epinal. Georges.
Grenoble. Baratier, Durand, Falcon.
La Rochelle. Pavie.
Le Havre. Chapelle, Patry.
Le Mans. Belon, Pesche.
Limoges. Tronche.
Lille. Bronner-Bauwens.
Lyon. L. Babeuf, Maire, Millon cadet.
Marseille. Chaix.
Melun. Dubois-Berthault.
Metz. Husson, Juge. Thiel.
Mézières. Raucourt fils.
Montauban. Crozilhes.
Montpellier. Gabon, Sevalle, Pomathio-Durville.
Nancy. Vincenot, Senef.
Nantes. Forest, Burolleau, Mellinet-Malassis.
Niort. Robin.
Nîmes. Pouchon.
Perpignan. Lasserre.
Reims. Topino.
Rennes. Duchesne.
Rochefort. Faye fils, Goulard.
Rouen. Frère, Vallée-Edet, Legrand.
Saintes. Charrier.
Saint-Étienne. Motte.
Saint-Malo. Carruel.
Saint-Omer. Baclés.
Saumur. Degouy aîné.
Sédan. Javaux.
Strasbourg. Février, Lagier jeune, Levrault, Treuttel et Würtz.
Toulon. Laurent, Bellue.
Toulouse. Dagalier, Senac, Vieuseux.
Tours. Mame, Moisy.
Troyes. Laloy, Sainton.
Valence. Borel.
Valenciennes. Lemaître.
Verdun. Benit jeune.
Vesoul. Zœpffel.

ET A L'ÉTRANGER :

Aix-la-Chapelle. Laruelle fils.
Amsterdam. G. Dufour, Mueller et Cie.
Berlin. Hirschwald.
Dublin. Hodges et Mac-Arthur.
Edimbourg. Maclachlan et Stewart.
Francfort. Bronner.
Gênes. Gravier.
Genève. Barbezat et Delarue, Cherbulliez et comp.
Gottingue. Dietricht.
Hambourg. Besser et Perthes.
Heidelberg. Carl Groos.
Lausanne. M. Doy.
Leipsig. A. Bossange, Ponthieu-Michelsen et compagnie.
Lisbonne. Rolland et Semion.
Manheim. Artaria et Fontaine.
Mayence. A. Leroux.
Milan. Joseph Bocca.
Moscou. Gautier.
Naples. Borel et Marotta.
Odessa. Sauron.
Padoue. Zambeccari.
Palerme. J.-B. Ferrari,
Pétersbourg. Bellizard et comp.
Philadelphie. Carey et Léa.
Pise. Nistri (Sébastien).
Turin. Maurice Bocca, P.-J. Pic.
Vienne. Gerold, Schombourg, Heubner.
Varsovie. Glucksberg.

NOUVELLES PUBLICATIONS.

DE LA LITHOTRITIE, ou Broiement de la pierre dans la vessie, par le docteur Civiale. Paris, 1827, in-8°, fig. . . . . 7 fr.

LETTRES SUR LA LITHOTRITIE, ou Broiement de la pierre dans la vessie par le docteur Civiale. Paris, 1287-1828. Lettres 1 et 2 in-8°, fig. . . . . 6 fr. 50 c.

HISTOIRE PHILOSOPHIQUE ET MÉDICALE DES HÉMORRHAGIES, de leurs causes essentielles, immédiates ou prochaines, et des méthodes de traitement qu'il convient d'employer dans cette classe de maladies, par D. Latour, docteur en médecine, médecin de l'Hôtel-Dieu d'Orléans, etc. Paris 1828, 2 vol. in-8° . . . . 12 fr.

RECHERCHES SUR UNE DES CAUSES LES PLUS FREQUENTES ET LES MOINS CONNUES DE L'AVORTEMENT, suivies d'un Mémoire sur l'intro-pelvimètre, ou mensurateur interne du bassin, par madame veuve Boivin, sage-femme surveillante en chef de la Maison royale de Santé, etc. Paris, 1828, in-8°, fig.

TRAITÉ DES MALADIES DES ENFANS NOUVEAUX-NÉS ET A LA MAMELLE, fondé sur de nouvelles observations cliniques et d'anatomie pathologique, faites à l'hôpital des Enfans-Trouvés de Paris dans le service de M. Baron, par C. Billard, D. M. P., ancien interne de cet hôpital, 1828, un fort vol. in-8° . . . . 8 fr.

TRAITÉ THÉORIQUE ET PRATIQUE DES MALADIES DE LA PEAU fondé sur de nouvelles recherches d'anatomie et de physiologie pathologiques, par P. Rayer, D. M. P., membre de l'Académie royale de médecine, médecin de l'hôpital Saint-Antoine. Paris, 1827, deux forts volumes in-8° avec atlas de 10 planches gravées et coloriées avec soin et offrant plus de 60 variétés de maladies de la peau. Prix . . . 27 fr.

Sous presse.

RECHERCHES ANATOMIQUES, PATHOLOGIQUES ET THÉRAPEUTIQUES sur la maladie connue sous le nom de GASTRO-ENTÉRITE, FIÈVRE PUTRIDE ADYNAMIQUE, ATAXIQUE, TYPHOIDE, considérées dans leurs rapports avec les autres affections aiguës, par M. Louis, D. M. P., chef de clinique à l'hôpital de la Charité, etc. 2 vol. in-8°.

IMPRIMERIE DE C. THUAU, RUE DU CLOÎTRE SAINT-BENOÎT, N° 4.

ANATOMIE

PATHOLOGIQUE

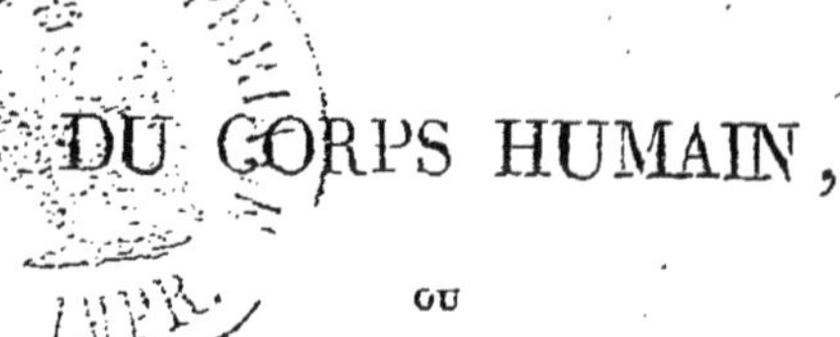

DU CORPS HUMAIN,

OU

DESCRIPTIONS AVEC FIGURES LITHOGRAPHIÉES

DES DIVERSES ALTÉRATIONS MORBIDES DONT LE CORPS HUMAIN EST SUSCEPTIBLE;

PAR J. CRUVEILHIER,

PROFESSEUR D'ANATOMIE A LA FACULTÉ DE MÉDECINE DE PARIS,
MÉDECIN DE LA MAISON ROYALE DE SANTÉ,
PRÉSIDENT PERPÉTUEL DE LA SOCIÉTÉ ANATOMIQUE, etc.

PROSPECTUS.

Si l'utilité des planches appliquées à l'anatomie des organes sains a pu être contestée, si on leur a reproché (1) quelquefois avec raison, d'être des monumens de luxe qui détournent de l'étude de la nature, et où de brillans dehors

(1) Bichat, Anatomie descriptive. Discours préliminaire.

cachent un vide réel, il n'est personne qui puisse révoquer en doute leur importance en anatomie pathologique. Ici l'occasion est fugitive; les yeux oublient aisément ce qu'ils n'ont vu qu'une fois, ce qu'ils n'ont souvent fait qu'entrevoir. Une description seule, quelque bien faite qu'on la suppose, n'offre que des mots pour celui qui n'a pas observé; elle se traîne péniblement de détails en détails pour nous retracer une image toujours incomplète, quelquefois obscure, inintelligible, et souvent défigurée par l'idée dominante de l'observateur, tandis que le dessin sans description peut, dans une foule de cas, faire distinguer ce dont auparavant on n'avait aucune idée. La conservation des pièces d'anatomie pathologique les altère, les dénature, et ne peut d'ailleurs profiter qu'à un petit nombre. La pratique la plus étendue ne reproduit que de loin à loin les cas analogues, les cas qui peuvent s'éclairer mutuellement. Pourquoi donc les anatomistes qui cultivent l'anatomie pathologique, les élèves qui étudient cette science, les praticiens qui, chaque jour, font au lit des malades l'application des principes qui en dérivent, négligeraient-ils de recourir à des planches bien faites pour établir des comparaisons. Il est telle altération organique qu'on n'a pu observer qu'une seule fois et que pourtant il faudra reconnaître quand elle se présentera de nouveau, il est telle altération dont on ne possède qu'un cas unique; faudra-t-il renoncer à en saisir les caractères si elle vient à se manifester une seconde fois? Un dessin fidèle, auquel on ne demande que ce qu'il peut donner, c'est-à-dire des formes, des couleurs, des rapports, des grandeurs, et même des détails de texture grossis ou non grossis par des instrumens d'optique; un dessin fidèle, dis-je, est éternel comme la nature, et à l'abri des vacillations des systêmes: il reproduit incessamment la même image, rappelle à l'un ce qu'il a déjà vu, apprend à l'autre ce qu'il ne connaît pas, dispense de fastidieuses lectures, et laisse dans l'esprit des impressions aussi profondes que durables.

Combien de faiseurs d'hypothèses si tranchans, si dogmatiques dans une description animée dont l'imagination fait tous les frais, ont été trahis par la figure même qu'ils invoquaient, critique muette, mais irrécusable de leur erreur ou de leur mauvaise foi.

C'est donc un véritable service que M. le professeur Cruveilhier rend à la science, en publiant sur l'anatomie pathologique une série de planches où seront fidèlement représentées de grandeur naturelle (en général) les altérations les plus remarquables dont l'économie est susceptible.

Professeur d'anatomie à la Faculté de Paris, placé dans les circonstances les plus favorables pour l'observation, M. Cruveilhier n'a pu se voir environné de tant de richesses pathologiques sans se sentir pressé du vif désir d'en fixer les traits fugitifs et de faire participer les élèves et ses confrères au bienfait d'une mine si riche en instruction. Des faits choisis, positifs, concluans, des faits-principes, si l'on peut s'exprimer ainsi, pris dans la nature, vierges de toute interprétation autre que de celle qui en découle immédiatement, assez multipliés pour donner toutes les espèces, et même les variétés principales, sans jeter dans la confusion des individualités et des complications, seraient une sorte de muséum d'anatomie pathologique, un traité de médecine clinique indispensable aux praticiens qui n'ont pas occasion de faire des ouvertures cadavériques, et qui ne sera pas sans quelqu'utilité pour ceux qui en font une étude spéciale. Eh quoi! tandis que tant d'anatomistes célèbres, les Baillie, les Astley Cooper en Angleterre; les Meckel et les Bleuland en Allemagne; les Scarpa en Italie, surmontent avec tant de succès les difficultés de leur position, et à force de persévérance et de zèle, fécondent un champ presque stérile, la France, cette terre classique de l'anatomie pathologique, resterait indifférente à ce mouvement général de la science.

Cet ouvrage est destiné à remplir une lacune importante dans la pathologie, et pour élever à la science un monument qui ne soit pas indigne de notre époque, M. Cruveilhier ne s'est pas borné aux observations qui lui sont personnelles; il a fait un appel au zèle et à la bienveillance de ses collègues, les médecins et chirurgiens des hôpitaux de Paris, et déjà un grand nombre lui ont donné des preuves d'une coopération aussi active que franche et loyale. Chaque fait qui lui aura été communiqué sera rapporté à son auteur: aucun ne sera publié sans l'assentiment formel du praticien dans le service duquel il aura été recueilli.

Les faits seront publiés sans ordre systématique, au fur et à mesure qu'ils se présenteront à l'observation de M. Cruveilhier; mais au milieu de ce désordre apparent, il régnera un ordre genéral définitif de telle sorte qu'à la fin de l'ouvrage, qui ne dépassera pas, suivant toutes les probabilités, de trente à quarante livraisons, MM. les souscripteurs posséderont une série de planches et de descriptions rigoureuses sur l'ensemble des maladies de chaque organe, maladies du cerveau, de l'utérus, du poumon, des os, etc. Un avis au relieur indiquera l'ordre définitif.

Les détails minutieux dont abonde l'anatomie pathologique ne pouvaient être reproduits que par des artistes habiles, exercés depuis long-temps à peindre l'anatomie: il suffit de dire que la lithographie est confiée au dessin exact et plein d'intelligence de MM. Chazal et Martin, pour être assuré qu'aucun détail ne sera négligé, des gravures suppléeront à la lithographie pour les objets qu'elle ne pourrait rendre qu'imparfaitement; le secours des couleurs ne sera pas non plus négligé lorsqu'elles paraîtront nécessaires pour compléter la vérité du tableau. Enfin rien ne sera épargné pour l'éxécution iconographique et typographique de cet ouvrage, et afin qu'il soit aussi complet que possible sans trop multiplier le nombre des planches, on y réunira autant d'objets qu'elles pourront en contenir.

Un texte explicatif dans lequel sera exposé, discuté d'une manière rigoureuse et ramené à sa plus simple expression le point doctrine que chaque fait est appelé à éclairer, accompagnera les planches.

Paris, 20 août 1828.

CONDITIONS DE LA SOUSCRIPTION.

Cet ouvrage sera publié par livraisons dont chacune contiendra six planches et au moins trois feuilles de texte in-fol. grand-raisin, caractère neuf de F. Didot.

La première livraison sera mise en vente le 20 septembre prochain, les autres se suivront régulièrement de six semaines en six semaines.

Les épreuves seront livrées aux souscripteurs dans l'ordre d'inscription.

Le prix de chaque livraison est de 7 fr.

A la fin de l'ouvrage on publiera la liste des souscripteurs.

ON SOUSCRIT,

A PARIS,

CHEZ **J. B. BAILLIÈRE**,

LIBRAIRE DE L'ACADÉMIE ROYALE DE MÉDECINE;

Rue de l'École-de-Médecine, N° 13 *bis*.

A LONDRES, MÊME MAISON.

3 Bedfort street, Bedfort square.

A BRUXELLES,

AU DÉPÔT DE LA LIBRAIRIE MÉDICALE FRANÇAISE, MARCHÉ AUX POULETS, N° 1213.

DANS LES DÉPARTEMENS :

AGEN. Noubel.
AIX. Terris.
AMIENS. Allo, Caron-Vitet.
ANGERS. Fourrier-Mame.
ANGOULÊME. Aigre, Laroche.
ARRAS. Topino.
AURILLAC. Ferari.
AUTUN. Dejussieu.
AUXERRE. V. François née Fournier.
AVESNES. Viroux.
AVIGNON. Chaillot aîné, Chambeau, Guichard, Laty, Séguin.
BAYONNE. Bonzom, Gosse.
BEAUVAIS. Caux-Porquier.
BESANÇON. Bintot, Déis.
BEZIERS. Cambon.
BORDEAUX. Lawalle.
BOULOGNE-SUR-MER. Leroy-Berger.
BREST. Egasse, Héberi, Lefournier et Despériers.
CAEN. Blein-le-Baron, Lecrêne, Manoury.
CALAIS. Leleux.
CARCASONNE. Arnaud.
CHALONS-SUR-SAONE. Dejussieu.
CHARLEVILLE. Blanchard.
CHARTRES. Garnier-Allabre.
CLERMONT-FERRAND. Thibaud-Landriot, Veyssèt.
COLMAR. Petit, Reiffenger.
DIEPPE. Marest.
DIJON. Lagier, Tussa.
EPINAL. Georges.
GRENOBLE. Baratier, Durand, Falcon.
LA ROCHELLE. Pavie.
LE HAVRE. Chapelle, Patry.
LE MANS. Belon, Pesche.
LIBOURNE. Tronche.
LILLE. Bronner-Bauwens.
LYON. L. Babeuf, Maire, Millon cadet.
MARSEILLE. Chaix.
MEAUX. Dubois-Berthault.
METZ. Husson, Juge, Thiel.
MÉZIÈRES. Raucourt fils.
MONTAUBAN. Crozilhes.
MONTPELLIER. Gabon, Sevalle, Pomathio-Durville.
NANCY. Vincenot, Senef.
NANTES. Forest, Burolleau, Mellinet-Mallasis.
NIORT. Robin.
NISMES. Pouchon.
PERPIGNAN. Lasserre.
REIMS. Topino.
RENNES. Duchesne.
ROCHEFORT. Faye fils, Goulard.
ROUEN. Frère, Vallée-Edet, Legrand.
SAINTES. Charrier.
SAINT-ETIENNE. Motte.
SAINT-MALO. Carruel.
SAINT-OMER. Baclés
SAUMUR. Degouy aîné.
SÉDAN. Javaux.
STRASBOURG. Février, Lagier jeune, Levrault, Treuttel et Würtz.
TOULON. Laurent, Belluc.
TOULOUSE. Dagalier, Senac, Vieuseux.
TOURS. Mame, Moisy.
TROYES. Laloy, Sainton.
VALENCE. Borel.
VALENCIENNES. Lemaître.
VERDUN. Benit jeune.
VESOUL. Zœpffel.

ET A L'ÉTRANGER :

AIX-LA-CHAPELLE. Laruelle fils.
AMSTERDAM. G. Dufour, Mueller et Cie.
BERLIN. Hirschwald.
DUBLIN. Hodges et Mac-Arthur.
EDIMBOURG. Maclachlan et Stewart.
FRANCFORT. Bronner.
GÊNES. Gravier.
GENÈVE. Barbezat et Delarue, Cherbulliez et comp.
GOTTINGUE. Dietricht.
HAMBOURG. Besser et Perthes.
HEIDELBERG. Carl Groos.
LAUSANNE. M. Doy.
LEIPSIG. A. Bossange, Ponthieu-Michelsen et compagnie.
LISBONNE. Rolland et Semion.
MANHEIM. Artaria et Fontaine.
MAYENCE. A. Leroux.
MILAN. Joseph Bocca.
MOSCOU. Gautier.
NAPLES. Borel et Marotta.
ODESSA. Sauron.
PADOUE. Zambeccari.
PALERME. J.-B. Ferrari,
PÉTERSBOURG. Bellizard et comp.
PHILADELPHIE. Carey et Léa.
PISE. Nistri (Sébastien).
TURIN. Maurice Bocca, P.-J. Pic.
VIENNE. Gerold, Schombourg, Heubner.
WARSOVIE. Glucksberg.

HISTOIRE

PHILOSOPHIQUE ET MÉDICALE

DES

HÉMORRHAGIES,

DE LEURS CAUSES ESSENTIELLES IMMÉDIATES OU PROCHAINES, ET DES MÉTHODES DE TRAITEMENT QU'IL CONVIENT D'EMPLOYER DANS CETTE CLASSE DE MALADIES;

Par D. LATOUR,

DOCTEUR EN MÉDECINE, ANCIEN MÉDECIN DE L'HÔTEL-DIEU D'ORLÉANS.

Deux volumes in-8°. — Prix : 12 fr.

SUR LES FONCTIONS

DU CERVEAU,

ET

SUR CELLES DE CHACUNE DE SES PARTIES,

Avec des observations sur la possibilité de reconnaître les instincts, les penchans, les talens ou les dispositions morales et intellectuelles des hommes et des animaux, par la configuration de leur cerveau et de leur tête;

Par le Docteur F.-J. GALL.

Six volumes in-8°. — Prix : 42 fr.

Nous ne pouvons donner que des idées très-imparfaites des travaux physiologiques de M. Gall. A chaque traité se rattachent des considérations aussi importantes que nouvelles sur une foule d'objets, par exemple, sur le suicide, sur l'infanticide, sur une loi générale des évacuations périodiques, non-seulement chez la femme, mais aussi chez l'homme et chez diverses espèces d'animaux, sur la manière de juger les têtes des diverses nations, sur la physiognomonique et la pathognomonique, sur la loi de la mimique. Partout des faits intéressans, des aperçus ingénieux, des questions de la plus haute philosophie sur les motifs de nos actions, sur l'origine des arts et des sciences, sur la perfectibilité de l'espèce humaine, sur l'étendue du monde de chaque être vivant, etc. En vain chercherait-on dans un autre ouvrage l'histoire naturelle des aptitudes industrielles, des instincts, des penchans, des passions, des qualités morales et des facultés intellectuelles de l'homme et des animaux. L'on a appris beaucoup lorsqu'on a lu M. Gall; on le relit, on le consulte toujours avec fruit, lorsqu'on médite sur le sujet qu'il traite.

NOSOGRAPHIE

ORGANIQUE;

Par F.-G. BOISSEAU, D. M. P.

MEMBRE DES ACADÉMIES ROYALES DE MÉDECINE DE PARIS ET DE MADRID, DE LA SOCIÉTÉ PHYSICO-MÉDICALE DE MOSCOU, DE LA SOCIÉTÉ MÉDICALE D'ÉMULATION, etc.

Tom. 1 et 2. Paris, 1828. 2 forts vol. in-8°. 17 fr.
Le tom. 2e seul pour les personnes qui ont le 1er 8 f. 50 c.
Le tom. 3e et dernier est sous-presse.

L'introduction de la physiologie, dans la pathologie, le rappel à l'étude des organes, la découverte des signes de la gastro-entérite, le renversement des fièvres essentielles; enfin, la révolution opérée par M. Broussais, dans la science et dans la pratique médicale, faisaient vivement désirer une nouvelle nosographie, où l'état des connaissances médicales actuel fût exposé avec méthode, avec clarté.

Telle est la tâche que s'est imposée M. Boisseau, auteur de la *Pyrétologie physiologique*, dont trois éditions en moins de trois années atteste le succès; versé dans l'étude de la médecine antique, disciple indépendant du réformateur, il s'est proposé de tracer un tableau exact et complet des causes et des signes des maladies *considérées dans les organes*, d'unir les vérités anciennes aux vérités nouvelles, de présenter les véritables indications thérapeutiques dans chaque affection, en un mot, de résumer dans l'intérêt des étudians et des praticiens, l'état présent de la pathologie et de la thérapeutique médicale.

SOUS PRESSE:

RECHERCHES

ANATOMIQUES, PATHOLOGIQUES, ET THÉRAPEUTIQUES

SUR LA MALADIE CONNUE SOUS LES NOMS

DE

GASTRO-ENTÉRITE,

FIÈVRE PUTRIDE, ADYNAMIQUE,

ATAXIQUE TYPHOIDE, ETC., ETC.

CONSIDÉRÉES DANS CES RAPPORTS AVEC LES AUTRES AFFECTIONS AIGUËS;

Par M. LOUIS, D. M. P.

CHEF DE CLINIQUE A L'HÔPITAL DE LA CHARITÉ DE PARIS, etc.

Deux volumes in-8°.

IMPRIMERIE DE C. THUAU, RUE DU CLOÎTRE SAINT-BENOÎT, N° 4.

NOUVELLES PUBLICATIONS.

JUILLET 1828.

FLORA GALLICA

SEU

ENUMERATIO PLANTARUM

IN GALLIA SPONTE NASCENTIUM,

SECUNDUM LINNÆANUM SYSTEMA DIGESTARUM,

additta Familiarum Naturalium synopsi;

AUCTORE

J. L. A. LOISELEUR DESLONGCHAMPS.

EDITIO SECUNDA AUCTA ET EMENDATA,

CUM TABULIS XXXI.

2 VOL. IN-8° 16 FR.

Prospectus.

La première édition du *Flora Gallica* de M. Loiseleur Deslonchamps, qui a paru il y a vingt ans, était épuisée depuis quelques années, et les botanistes attendaient avec impatience que l'auteur publiât une nouvelle édition dans laquelle il comprit un nombre assez considérable d'espèces nouvelles trouvées en France depuis la première publication de son ouvrage, et dont il avait déjà d'ailleurs fait connaître une partie dans deux notices publiées l'une en 1815 et l'autre l'année dernière.

Pour répondre au désir du public, M. Loiseleur Deslongchamps vient de donner cette nouvelle édition de sa Flore, enrichie de plus de quatre cents espèces qui n'étaient pas dans la première; les unes sont tout-à-fait nouvelles, et les autres n'avaient pas encore, jusqu'à ces derniers temps, été trouvées en France. C'est au zèle avec lequel la botanique est cultivée depuis un certain nombre d'années que la Flore de France doit cet accroissement considérable.

Cette addition importante n'est pas le seul avantage que présente cette nouvelle édition. L'auteur a en outre retravaillé son ouvrage en entier, il a refait ou modifié les phrases descriptives d'après l'inspection des plantes, il a étudié avec soin les nombreuses modifications que les auteurs ont proposées, il a adopté celles qui lui ont paru utiles et faciles à reconnaître, il a rejeté celles qu'il a jugées incertaines et inutiles.

Les genres de la Pentandrie digynie appartenant à la famille des ombellifères, tels que Linné les avait établis, présentaient des caractères tellement vagues qu'il était souvent difficile, sinon impossible, de les bien distinguer, et plusieurs botanistes avaient essayé de remédier à ce désordre, en donnant aux anciens genres des caractères plus précis, en créant quelques genres nouveaux, en assignant à plusieurs espèces une place plus naturelle. M. Loiseleur Deslonchamps a reconnu que plusieurs de ces innovations étaient avantageuses et il les a adoptées; d'autres, au contraire, lui ont paru remplacer une incertitude par une autre incertitude, et il a pensé que dans ce cas il valait mieux conserver les idées reçues. Les mêmes principes lui ont toujours servi de règle dans les changemens quil a admis; c'est ainsi que dans la Syngenesie il a substitué les divisions de Tournefort aux divisions ingénieuses mais subtiles que Linné avait établies, c'est ainsi que dans la Gynandrie et les Fougères, il a adopté les nouveaux genres que Swartz a institués.

Le système de Linné est évidemment celui qui conduit le plus facilement à la connaissance des plantes, les personnes qui se livrent à l'étude de la botanique. M. Loiseleur Deslonchamps a donc cru devoir le conserver; mais il a joint à son ouvrage un tableau des familles naturelles disposées suivant une méthode faite en commun avec le docteur Marquis, professeur de botanique à Rouen. Dans cette méthode, les plantes sont distribuées comme dans celle de M. de Jussieu, dans trois grandes tribus qui sont les Dicotyledones, les Monocotyledones et les Acotyledones; les principales divisions ou classes reposent sur la considération de l'enveloppe florale double ou simple, de la corolle polypetale ou monopetale et de l'ovaire supère, c'est-à-dire libre, ou infère, c'est-à-dire adhérent au calyce. Il est facile de voir d'après cet apperçu que ce système est aussi simple que facile; il présente, il est vrai, quelques exceptions, mais aucune méthode n'est exempte de ce défaut.

RECHERCHES

ANATOMIQUES ET PHYSIOLOGIQUES

SUR LA STRUCTURE INTIME

DES ANIMAUX ET DES VÉGÉTAUX,

ET SUR LEUR MOTILITÉ;

PAR M. H. DUTROCHET.

In-8°, avec deux planches. Prix, 4 fr.

L'AGENT IMMÉDIAT

DU MOUVEMENT VITAL

DÉVOILÉ DANS SA NATURE ET DANS SON MODE D'ACTION

CHEZ LES VÉGÉTAUX ET LES ANIMAUX;

PAR M. H. DUTROCHET,

Membre correspondant de l'Institut, de l'Académie royale de Médecine, etc.

In-8°. — 4 fr.

Le célèbre Cuvier n'a pas cru pouvoir mieux caractériser le mérite de M. Dutrochet qu'en le qualifiant d'*observateur exact et ingénieux*, et c'est surtout dans ces deux ouvrages qu'il a fait preuve d'un grand talent d'observation. Ici ce ne sont point des théories, mais des faits exposés avec clarté et méthode, des expériences basées sur la saine physiologie, et qui sont de tous les pays parce qu'elles sont exactes.

HISTOIRE

NATURELLE ET MÉDICALE

DES SANGSUES,

Contenant la description anatomique des organes de la sangsue officinale, avec des Considérations physiologiques sur ces organes; des notions très-étendues sur la conservation domestique de ce ver, sa reproduction, ses maladies, son application, etc.;

PAR J.-L. DERHEIMS;

Pharmacien, Membre de plusieurs Sociétés savantes, etc.

Un vol. in-8°, avec six planches. 3 fr. 50 c.

A PARIS,

CHEZ J. B. BAILLIÈRE,

LIBRAIRIE DE L'ACADÉMIE ROYALE DE MÉDECINE,

RUE DE L'ÉCOLE DE MÉDECINE, N° 13 (*bis*).

De l'Imprimerie de C. THUAU, rue du Cloître-Saint-Benoît n° 4.

DICTIONNAIRE
DE MÉDECINE
ET DE CHIRURGIE
PRATIQUES,

PAR

MM. ANDRAL, BÉGIN, BLANDIN, BOUILLAUD, BOUVIER, CRUVEILHIER, CULLERIER, DEVERGIE (ALPH.), DUGÈS, DUPUYTREN, FOVILLE, GUIBOURT, JOLLY, LALLEMAND, LONDE, MAGENDIE, RATIER, RAYER, ROCHE, SANSON.

15 VOLUMES IN-8.

LES VOLUMES QUI DÉPASSERAIENT CE NOMBRE SERONT LIVRÉS GRATIS AUX SOUSCRIPTEURS.

ON NE PAYE RIEN D'AVANCE.

PROSPECTUS.

Participant aux rapides progrès de l'esprit humain, la médecine s'enrichit chaque jour de notions expérimentales ou théoriques plus ou moins remarquables; la thérapeutique accroît ses ressources par la découverte de méthodes nouvelles de traitement, et par l'acquisition continuelle de substances médicamenteuses jusque là inconnues ou dédaignées. Les plus récens de ces travaux sont encore disséminés dans un grand nombre de mémoires particuliers, publiés en France ou à l'étranger, et par conséquent imparfaitement connus et appréciés. On sentait généralement depuis quelques années la nécessité de les rassembler, de les coordonner, de les compléter, et d'en déduire des préceptes plus certains que ceux que l'on possède pour le traitement d'un grand nombre de maladies ; en un mot, l'époque était arrivée de poser les bases d'une thérapeutique rationnelle, et d'élever cette partie de la science à la hauteur où sont parvenues les autres branches de la pathologie, et en particulier l'art du diagnostic. Mais une entreprise aussi étendue réclamait la coopération d'une association de médecins, assez nombreuse pour que chacun pût n'y traiter que des objets les plus habituels de ses méditations et de ses recherches. Cette association s'est formée ; et la forme de dictionnaire, dont les avantages, désormais incontestables, n'ont plus besoin d'être exposés, a été adoptée comme la plus simple et la plus propre à faciliter les études des praticiens.

Malgré leur nombre déjà considérable, et la récente publication de quelques-uns d'entre eux, la plupart des dictionnaires qui existent actuellement sur les sciences médicales ne répondent qu'imparfaitement aux besoins, chaque jour plus pressans et plus vivement sentis, de la pratique. Ces ouvrages comprenant jusqu'aux branches purement accessoires de la médecine, le lecteur y trouve une foule de détails étrangers à l'exercice de l'art, tandis que les méthodes thérapeutiques, aussi bien que les indications spéciales qui naissent des formes et des variétés individuelles des maladies, y sont presque toujours, ou omises, ou resserrées dans de trop étroites limites. S'adressant aux médecins de cabinet plutôt qu'à ceux que leur position place au milieu des difficultés de la pratique, les rédacteurs du plus grand nombre de ces ouvrages ont accordé à l'histoire de doctrines souvent spéculatives et inutiles, une importance qui ne doit appartenir qu'à l'établissement et à la discussion des règles selon lesquelles il convient de procéder au traitement des lésions de nos organes.

Les auteurs du Dictionnaire de Médecine et de Chirurgie pratiques que nous annonçons, et dont le premier volume est déjà sous presse, ont pris soin d'éviter les écueils qui viennent d'être signalés. Ils profiteront à la fois des travaux et des erreurs de leurs devanciers. Le plan qu'ils suivront diffère de celui de tous les autres ouvrages du même genre. Dédaignant ces vaines hypothèses qui surchargent et défigurent encore tant de parties de la médecine, ils auront toujours présent à l'esprit qu'ils écrivent pour les praticiens et près du lit des malades. Leur livre ne sera pas grossi par d'interminables et stériles détails d'histoire naturelle, de physique, de botanique ou de chimie. Ce sera moins un livre de théorie qu'un ouvrage de clinique. Tout ce qui tient à la pratique de l'art, tout ce qui peut contribuer à rendre les opérations de la thérapeutique médicale et chirurgicale plus sûres et mieux appropriées à la nature, ainsi qu'aux complications des maladies, y deviendra l'objet des développemens les plus étendus, y occupera la place la plus large.

Aucune des branches des connaissances médicales ne sera cependant négligée dans ce Dictionnaire; mais elles y seront toutes spécialement envisagées sous le rapport des lumières qu'elles répandent sur le diagnostic et sur le traitement des maladies. C'est dans cet esprit d'utilité pratique journalière qu'y seront présentées quelques notions indispensables d'anatomie, de physiologie, de physique, de chimie et de pharmacologie. Des notices bibliographiques termineront les principaux articles, et indiqueront aux lecteurs les sources où ils pourront puiser avec le plus de confiance des éclaircissemens plus étendus, concernant les maladies ou les moyens curatifs qu'il convient de leur opposer.

Afin de donner toutes les garanties désirables, il a été arrêté : 1° Que tous les articles seront signés du nom de leur auteur; 2° qu'un comité de rédaction, choisi parmi les collaborateurs, sera chargé de la direction du travail, de la révision des articles, et de veiller à ce qu'il ne s'y glisse ni omission ni double emploi; 3° enfin, qu'il ne sera adjoint aux collaborateurs actuels aucune autre personne sans une nécessité reconnue par la totalité des auteurs, et qu'alors même le collaborateur proposé ne pourra être admis qu'après avoir obtenu, au scrutin, les trois quarts des suffrages.

Par cela même qu'il paraîtra le dernier, notre Dictionnaire offrira le précieux avantage de reproduire avec plus de fidélité que les précédens l'état présent de la science. Mais toutes ses parties seront empreintes de cet esprit d'une critique éclairée, qui est aujourd'hui si nécessaire lorsqu'on traite de la médecine et de la chirurgie pratiques. L'observation clinique, la pratique des grands maîtres, les expériences sur les animaux vivans, et, toutes les fois qu'il deviendra possible d'y recourir, le calcul lui-même, seront invoqués par les auteurs, afin d'arriver à la rigoureuse appréciation des effets des agens médicinaux ou des opérations chirurgicales. Ils ne perdront jamais de vue que l'objet le plus important de leur travail est moins encore d'énumérer et de décrire que d'apprécier et de réduire à leur juste valeur cette foule de pratiques bizarres, de procédés inutiles, que l'ignorance, l'empirisme ou le désir de se singulariser ont introduits, dans tous les temps, dans l'exercice de la médecine et de la chirurgie.

Eclairer les praticiens, aplanir devant eux les difficultés attachées au diagnostic et au traitement des maladies, rechercher ce qu'il y a de bon, de douteux, d'erroné ou de téméraire dans les conseils qu'on ne cesse de leur prodiguer, tel sera le caractère distinctif du nouveau Dictionnaire. La situation favorable de la plupart des auteurs, placés à la tête de grands établissemens, le zèle dont ils ont donné tant de gages, l'esprit expérimental et sévère qui les anime, sont de sûrs garans que rien ne sera négligé pour faire du *Dictionnaire de médecine et de chirurgie pratiques* un livre éminemment utile, et bientôt indispensable, à tous les médecins pour qui la pratique n'est pas de la routine, et la thérapeutique un vain recueil de formules.

DISTRIBUTION DES MATIÈRES.

ANATOMIE ET PHYSIOLOGIE PATHOLOGIQUES.

ANDRAL, professeur à la Faculté de médecine de Paris, etc.

BLANDIN, agrégé à la Faculté de médecine, chirurgien du bureau central d'admission des hôpitaux civils de Paris, etc.

BOUILLAUD, docteur en médecine et agrégé à la Faculté de médecine de Paris, professeur particulier de médecine.

CRUVEILHIER, médecin de la maison royale de santé, professeur d'anatomie à la Faculté de médecine de Paris, etc.

MAGENDIE, membre de l'Institut, médecin de l'hospice de la Salpétrière, etc.

ROCHE, docteur en médecine, membre de l'Académie royale de médecine, etc.

MÉDECINE ET THÉRAPEUTIQUE.

ANDRAL, professeur à la Faculté de médecine de Paris.

BOUILLAUD, docteur en médecine, etc.

CRUVEILHIER, médecin de la maison royale de santé, professeur à la Faculté de médecine de Paris.

FOVILLE, médecin de l'hospice des aliénés, à Rouen.

JOLLY, docteur en médecine, secrétaire général de l'Athénée de médecine, rédacteur en chef de la nouvelle Bibliothèque médicale.

MAGENDIE, membre de l'Institut.

RAYER, médecin de l'hôpital Saint-Antoine, membre de l'Académie royale de médecine.

ROCHE, docteur en médecine, etc.

MALADIES MENTALES.

FOVILLE, médecin de l'hospice des aliénés, à Rouen.

LONDE, docteur en médecine, membre de l'Académie royale de médecine.

MAGENDIE, membre de l'Institut.

MALADIES DE LA PEAU.

RAYER, médecin de l'hôpital Saint-Antoine, membre de l'Académie royale de médecine.

CHIRURGIE ET OPÉRATIONS CHIRURGICALES.

Le Baron DUPUYTREN, premier chirurgien du Roi et de l'Hôtel-Dieu, membre de l'Institut, professeur à la Faculté de médecine de Paris.

BÉGIN, chirurgien aide-major à l'hôpital militaire du Val-de-Grâce.

BLANDIN, chirurgien du bureau central des hôpitaux, etc.

LALLEMAND, professeur à la Faculté de médecine de Montpellier.

SANSON, chirurgien en second de l'Hôtel-Dieu de Paris.

MALADIES DES VOIES URINAIRES.

LALLEMAND, professeur de clinique chirurgicale à la Faculté de médecine de Montpellier.

MALADIES SYPHILITIQUES.

CULLERIER, Chirurgien en chef de l'hôpital des vénériens de Paris.

RATIER, docteur en médecine, etc.

ACCOUCHEMENS.

DUGÈS, professeur à la Faculté de médecine de Montpellier.

ORTHOPÉDIE.

BOUVIER, docteur en médecine et agrégé à la Faculté de médecine de Paris.

HYGIÈNE.

ANDRAL, professeur d'hygiène à la Faculté de médecine de Paris, etc.
LONDE, docteur en médecine, etc.

MÉDECINE LÉGALE ET TOXICOLOGIE.

BÉGIN, docteur en médecine, etc.
DEVERGIE (Alph.), agrégé à la Faculté de médecine de Paris.
JOLLY, docteur en médecine, etc.
SANSON, chirurgien en second de l'Hôtel-Dieu de Paris.

PHARMACOLOGIE.

GUIBOURT, pharmacien à Paris, ex-sous-chef de la pharmacie centrale des hôpitaux civils, membre de plusieurs sociétés savantes.
RATIER, docteur en médecine, etc.

CONDITIONS DE LA SOUSCRIPTION.

Le *Dictionnaire de médecine et de chirurgie pratiques* sera composé de 12 à 15 volumes de 550 à 600 pages; caractère petit romain neuf de H. Didot; 42 lignes à la page; en tout semblable, tant pour le papier que pour le caractère, au présent *prospectus*. Les notes bibliographiques seront en petit-texte. Par ce moyen, ce Dictionnaire aura sur les autres l'avantage de contenir autant de matières, en moins de volumes, et d'offrir en plus les notes bibliographiques dont la lacune était vivement sentie.

Afin d'obtenir une exécution aussi parfaite pour les derniers volumes que pour les premiers, les éditeurs se sont arrangés avec l'imprimeur, pour que le caractère soit renouvelé entièrement au milieu de l'entreprise.

Le premier volume est sous presse, et paraîtra le 30 août 1828. A partir de cette époque les autres se succéderont de trois mois en trois mois.

Le prix de chaque volume sera de 7 fr., et franc de port par la poste, de 9 fr.

Les éditeurs prennent l'engagement de livrer *gratis* aux souscripteurs, tous les volumes qui dépasseraient le nombre quinze.

ON SOUSCRIT,

A PARIS, CHEZ LES LIBRAIRES-ÉDITEURS :

GABON, RUE DE L'ÉCOLE DE MÉDECINE, N° 10.

MÉQUIGNON-MARVIS, RUE DU JARDINET, N° 13.

J.-B. BAILLIÈRE, LIBRAIRE DE L'ACADÉMIE ROYALE DE MÉDECINE, RUE DE L'ÉCOLE DE MÉDECINE, N° 13 *bis*.

CROCHARD, CLOITRE SAINT-BENOIT, N° 16, ET RUE DE SORBONNE, N° 3.

A MONTPELLIER,

GABON, LIBRAIRE, GRAND'RUE.

A BRUXELLES,

AU DÉPOT DE LIBRAIRIE MÉDICALE FRANÇAISE.

A LONDRES,

J.-B. BAILLIÈRE, LIBRAIRIE FRANÇAISE POUR LES SCIENCES, 3 BEDFORD STREET, BEDFORD SQUARE.

DANS LES DÉPARTEMENS :

AGEN. Noubel.
AIX. Aubin, Terris.
AMIENS. Allo, Caron-Vitet.
ANGERS. Fourrier-Mame.
ANGOULÊME. Aigre, Laroche.
ARRAS. Topino.
AURILLAC. Ferari.
AUTUN. Dejussieu.
AUXERRE. Ve François née Fournier.
AVIGNON. Chaillot aîné, Chambeau, Guichard, Laty, Séguin.
BAYONNE. Bonzom, Gosse.
BESANÇON. Bintôt, Boillot et Cie., Déis.
BEZIERS. Cambon.
BORDEAUX. Beaume, Ve Bergeret, Gassiot fils aîné. Gayet, Lawalle.
BOULOGNE-SUR-MER. Leroy-Berger.
BREST. Egasse, Hébert, Lefournier et Despériers, Lepontois frères.
CAEN. Blein-le-Baron, Lecrène, Manoury.
CALAIS. Leleux.
CARCASSONNE. Arnaud.
CHALONS-SUR-SAONE. Dejussieu.
CHARLEVILLE. Blanchard.
CHARTRES. Garnier-Allabre.
CLERMONT-FERRAND. Pélisson, Thibaud-Landriot, Veysset.
COLMAR. Petit, Reiffenger.
DIEPPE. Marest.
DIJON. Lagier, Tussa.
ÉPINAL. Georges.
GRENOBLE. Baratier, Durand, Falcon.
LA ROCHELLE. Pavie.
LE HAVRE. Chapelle, Patry.
LE MANS. Belon, Pesche.
LIBOURNE. Tronche.
LILLE. Bronner-Bauwens, Vanackère.
LYON. L. Babeuf, Maire, Millon cadet.
MARSEILLE. Allégre, Camoin, Chaix, Mossy.
METZ. Husson, Juge, Thiel.
MÉZIÈRES. Raucourt fils.
MONTAUBAN. Crozilhes.

NANCY. Cayon-Liébaut, Grimblot, Senef.
NANTES. Forest, Lebourg, Mellinet-Malassis.
NIORT. Robin.
NISMES. Pouchon.
PERPIGNAN. Ay, Alzine, Lasserre.
REIMS. Topino.
RENNES. Duchesne.
ROCHEFORT. Faye fils, Goulard, vᵉ La-forest.
ROUEN. Frère, Vallée-Edet.
SAINTES. Charrier.
SAINT-ETIENNE. Motte.
SAINT-MALO. Carruel.
SAINT-OMER. Baclé.
SAUMUR. Degouy aîné.
SEDAN. Javaux.
STRASBOURG. Février, Lagier jeune, Levrault, Treuttel et Würtz.
TOULON. Laurent.
TOULOUSE. Dagalier. Senac, Vieusseux.
TOURS. Mame, Moisy.
TROYES. Laloy. Saintot.
VALENCE. Borel.
VALENCIENNES. Lemaître.
VERDUN. Benit jeune.
VESOUL. Zœpffel.

ET A L'ÉTRANGER :

AIX-LA-CHAPELLE. Mayer.
BERLIN. Hirschwald.
CONSTANTINOPLE. Isckender.
DUBLIN. Hodges et Mac-Arthur.
EDIMBOURG. Maclachlan et Stewart.
FRANCFORT. Bronner.
GÊNES. Gravier.
GENÈVE. Barbezat et Delarue, Cherbuliez et comp., Génicoud.
GOTTINGUE. Dietricht.
HEIDELBERG. Carl Groos.
LAUSANNE. M. Doy.
LEIPSIG. A. Bossange, Ponthieu-Michelsen et compagnie.
LISBONNE. Rolland et Semion.
MANHEIM. Artaria et Fontaine.
MAYENCE. A. Leroux.
MILAN. Joseph Bocca.
MOSCOU. Gautier, Urbain.
NAPLES. Borel et Marotta, Gaetano Nobile et comp.
NEW-YORK. Behr et Kahl.
ODESSA. Sauron.
PADOUE. Zambeccari.
PALERME. J.-B. Ferrari, Pedone et Muratori.
PÉTERSBOURG. Bellizard et comp.
PHILADELPHIE. Carey et Léa.
PISE. Nistri (Sébastien).
TURIN. Maurice Bocca, P.-J. Pic.
WARSOVIE. Glucksberg.

PARIS, IMPRIMERIE DE COSSON,
RUE SAINT-GERMAIN-DES-PRÉS, Nº 9.

www.ingramcontent.com/pod-product-compliance
Ingram Content Group UK Ltd.
Pitfield, Milton Keynes, MK11 3LW, UK
UKHW020200200726
13856UKWH00003B/1097